AF602763

MATIÈRE MÉDICALE
DES
DÉPÔTS DE MENDICITÉ
DU ROYAUME.

A PARIS,
DE L'IMPRIMERIE ROYALE.

M. DCCLXXXIV.

MATIÈRE MÉDICALE DES DÉPÔTS DE MENDICITÉ DU ROYAUME.

CHAPITRE PREMIER.

État des Drogues, tant ſimples que compoſées, qu'il faut tenir dans la Pharmacie d'un Dépôt.

CE Chapitre n'eſt qu'une liſte des Drogues dont les unes n'ont encore ſubi aucune préparation pharmaceutique, & les autres ſont déjà préparées, mêlées ou combinées.

On feroit obligé de répéter ce qui ſe trouve dans toutes les Pharmacopées, ſi l'on décrivoit ici la compoſition des grands remèdes officinaux; on la ſuppoſera donc connue, & l'on ſe bornera à l'expoſition de leurs propriétés, & de celles des autres mixtes, dans un

Chapitre particulier, qui en indiquera en même temps les doſes.

Pour mettre un peu d'ordre dans ce travail, on comprendra dans un article de ce Chapitre, ſous la dénomination des *Drogues ſimples*, celles qui n'ont point encore paſſé par les mains du Pharmacien; & dans un autre article, ſous le nom de *Médicamens composés*, ceux qui ſont préparés, mélangés & conſervés dans cet état.

ARTICLE PREMIER.

DES DROGUES SIMPLES.

Racines.

ACHE, Arrête-bœuf, Arum *ou* Pied-de-veau, Ariſtoloche ronde, Aſperge, Aunée.

Bardane, Bryone, Biſtorte.

Calamus aromaticus, Cabaret, Caprier, Chardon étoilé, Chardon roland, Chervis, Chiendent, grande Conſoude, grande Chélidoine, Contrayerva.

Dompte-venin *ou* Aſclepias.

Ellebore noir.

Fougère mâle, Fenouil, Fraiſier.

Gentiane, Gin-ſing, Guimauve.

Hermodates.

Jalap, Ipecacuanha, Iris de Florence *ou* Flambe, Iris noſtras *ou* du pays, Yèble.

Méchoacan.

Nénuphar.

Oignon de ſcille, Oſeille.

Patience ſauvage, petit Houx, Perſil, Pyrètre, Polipode.

Raifort, Régliſſe, Rhubarbe.

Salſepareille, Scorſonère, Serpentaire de Virginie, Squine, Simarouba, Jalap.

Tormentille, Thytimale, Turbith.

Valériane ſauvage.

Herbes & Feuilles.

Abſinthe grande & petite, Aigremoine, Ache, Armoiſe.

Beccabunga, Bourrache, Bugloſe, Bourſe à paſteur, Bardane, Bugle.

Cabaret, Capillaires, Cerfeuil, Chicorée ſauvage, Ciguë, Cochlearia, Creſſon, grande Chélidoine, Caillelait.

Dent-de-lion *ou* Piſſenlit.

Epithyme, Eryſimum *ou* Vélar, Eufraiſe.

Fumeterre.

Germandrée, Guimauve, Gratiole.

Herbe à Robert, Hyſſope.

Ivette, Joubarbe.

Lavande, Laurier, Lière terreſtre.

Mauve, Méliſſe, Menthe, Mercuriale, Millefeuille, Matricaire, Millepertuis, Marrube blanc, Myrthe.

Ortie piquante, Oſeille.

Pariétaire, Paquerette, Pervenche, Pimprenelle, Plantain, Perſil, Poirée, Pulmonaire, Pouliot, Piloſelle *ou* Oreille-de-ſouris, Pyrole.

Ronce, Romarin, Rhue, Raiſin d'Ours.

Scolopendre, Sauge, Scabieuſe, Scordium, Scorſonère, Senné, Sanicle, Serpolet.

Tabac, Tanéſie, Trèfle d'eau, Thym.

Vervene, Véronique mâle.

Fleurs & Sommités.

Aneth, Ancolie, Abſinthe.

Balauſtes, Bourrache, Beuet, Bouillon blanc.

Camomille romaine & vulgaire, Cartame, Centaurée petite.

Genêt, Guimauve.

Lavande, Lys blanc.

Melilot, Mauve, Muguet, Millepertuis, Macis.

Ortie, Œillets.

Pêcher, Pavot rouge, Pivoine.

Roſes pâles, Roſes rouges.

Sureau, Stœchas, Safran.

Tilleul, Tanéſie, Tuſſilage.

Violettes, Verge d'or.

Semences.

Anil, Ache, Agnus caſtus, Aſperges, Arroche.

Bardane, Barbotine.

Carvi, Citrouille, Coriandre, Concombre, Courge, Cumin, Coing, bayes de Coqueret, Cartame *ou* Safran bâtard.

Épurge, Endive, Églantier, Épine-vinette.

Fenouil, Fenugrec.

Genêt.

Juſquiame.

Laitue, Lupin.

Millepertuis, Melon, Moutarde.

Nielle, Navet.

Orge, Orobe, Ortie.

Têtes de Pavot blanc, Perſil, Plantain, Pſyllium *ou* Herbe aux Puces.

Raifort, Roquette, Riz.

Sureau, Staphiſaigre, Sumac, Saxifrage, Sagou.

Tanéſie, Talictron, *ou* Sophia chirurgorum.

Violettes.

Fruits, Baies & Noix.

Amandes douces & amères.

Caſſe en bâtons, Coloquinte, Coing cynorhodon, Cyprès noix, Cornouille, Carouge.

Dattes.
Galle noix, Genièvre, *baies.*
Jujubes.
Kermès, *grains.*
Laurier, *baies.*
Myrthile, Marrons d'Inde.
Noix vomique, Nefles, Noyaux de pêches, Nerprun, *baies.*
Pistaches, Pruneaux, Pignon d'Inde *ou* Palma christi.
Sorbes, Sebestes, Sureau, *baies,* Senné, *follicules,* Tamarins.

Aromates.

Clous de gérofle.
Galanga, grand & petit, Gingembre.
Macis, Muscade.
Poivre long.

Écorces.

De Prunier sauvage, d'Orange, de Chacarille, de Quinquina, de Simarouba, de Garou *ou* Bois-gentil, de Maronnier d'Inde, moyenne de Sureau, de Grenade, de Citron, Canelle.

Bois & Excroissances.

Agaric de Melese, de Chêne, Gayac, Santal citrin & rouge, Sassafras, Gui.

Productions Marines.

Ambre gris, Coralline de Corse, Corail rouge, Éponge.

Gommes & Résines.

Gomme ammoniaque, adraganth, arabique, assa-fœtida, benjoin, bdellium, camphre, Gomme elemi, euphorbe, galbanum, Gomme & résine de gayac, Gomme-gutte, mastic, myrrhe, encens oppoponax, Poix-résine, Sagapenum, Sang de dragon, Résine de storax, Succin *ou* Karabé, Tacamahaca.

Résines liquides & Baumes naturels.

Baume de copahu, Baume du Pérou noir & blanc, Baume de tolu, Storax liquide, Térébenthine commune & de Venise.

Sucs condensés & concrets.

Acacia d'Égypte & d'Allemagne, Aloës succotrin, Suc de réglisse, Manne de Calabre, Miel, Opium, Sucre, Scammonée, Cachou.

Animaux.

Yeux d'écrevisse, Cantharides, Castoreum, Corne de cerf, Cochenille, Sang de Bouquetin, Colle de poisson, Musc, Os de Séche, Coquilles d'œufs, Poudre de vipère, Cire jaune & blanche, Axonge.

RÈGNE MINÉRAL.

Terres & Pierres.

Bol d'Arménie, Craye, Terre sigillée, Pierre hématite, Chaux, Osteocolle.

Sels Naturels.

Alun de roche, Sel ammoniac, Borax, Vitriol blanc, bleu & vert, Nitre, Tartre, Sel d'Epsom.

Métaux & autres Matières minérales.

Antimoine crud préparé, Limaille d'acier préparée, Mercure, Soufre, Tutie.

ARTICLE SECOND.

DES MÉDICAMENS COMPOSÉS.

Espèces.

AMERS, Carminatives, Céphaliques, Anti-asthmatiques, Cordiales, Diurétiques, Stomachiques, Pectorales, &c.

Poudres

Poudres préparées.

Trochiques alhandal, d'Agaric, d'Yeux d'écreviſſes; Diagrède, Poudre de Vipère, de coquilles d'Œufs, d'Huîtres, d'Arum compoſée, de Cantharides, d'Amidon, de Jalap, d'Iris de Florence, Cornachine, de Safran oriental, d'Ipecacuanha, de Quinquina, de Régliſſe, de Coralline, poudre de Guttette, Anti-ſpaſmodique du Codex de Paris.

Syrops.

De Coquelicot, Diacode, de Guimauve, de Nerprun, Magiſtral, Mercurial, de Chicorée compoſée, d'Eryſimum, de Mûres, de Violettes, de Roſes pâles, de grande Conſoude, des cinq racines apéritives.

Conſerves.

De Cynorrhodon, de Roſes rouges, de Fumeterre, d'Abſinthe, d'Aunée.

Tablettes.

De Soufre.

Extraits.

De Cochlearia, de Genièvre, de Guayac, d'Aloès, de Fumeterre, de Trefle d'eau, de Lierre terreſtre, de Gentiane, d'Ellébore, Panchimagogue.

Électuaires, Opiats, Confections.

Diaſcordium Confection Hyacinthe, Thériaque, Catholicum double, Confection hamec, Électuaire lénitif, Hiera picra, Diaprun, Confection alkermès.

Pillules.

Balſamiques de *Morton*, de Cynogloſſe, de Térébenthine, de Savon, Scillitiques de la Pharmacopée d'*Édimbourg*, Angéliques, Cochées majeures, Mercurielles du codex de Paris.

Miels.

Miel despumé, Rosat, Mercurial, Scillitique & Violat.

Esprits & Liqueurs acides.

Esprit-de-vin camphré, Esprit de cochlearia, Esprit volatil de sel ammoniac, Esprit de vitriol, Huile de vitriol, Esprit de nitre, de soufre, Essence de *Rabel*, Liqueur minérale anodyne d'*Hoffmann*, Esprit de *Minderer*.

Liqueurs & Eaux distillées.

Eau de canelle orgée & spiritueuse, Eau-de-vie de guayac, Vulneraire *dite* d'arquebusade, Eau de Mélisse simple & composée, Eau de roses, Eau de scordium, de tilleul, de menthe, de fleurs d'orange.

Élixirs & Teintures.

Élixir de propriété, Teinture de myrrhe, d'Aloès, Élixir de vitriol de *Mynsicht*, Lilium de *Paracelse*, Teinture de mars, d'Ellébore noir, de Cachou, Laudanum liquide.

Baumes.

Tranquille, de Soufre térébenthiné.

Sels artificiels.

Sel végétal, Sel alkali volatil, Sel d'absinthe, Terre foliée de tartre, Tartre vitriolé, Martial soluble, Sel de *Glauber*, de *Seignette*, Crême de tartre, Cristal minéral, Tartre stibié.

Préparations Mercurielles.

Éthiops minéral, Panacée mercurielle, Mercure doux, Sublimé corrosif, Précipité rouge & blanc.

Préparations antimoniales.

Verre d'antimoine, Kermès minéral, Antimoine diaphorétique.

Préparations martiales.

Safran de mars, Terre cymmolée, Æthiops martial.

Préparations de Plomb.

La Céruse, la Litharge, le Minium, Plomb calciné, Sel de saturne, Extrait de saturne.

Préparations du Cuivre.

Verdet de Montpellier.

Préparations d'Argent.

Pierre infernale.

Préparations de Chaux.

Pierre à cautère.

Préparations de Vitriol.

Pierre médicamenteuse, Eau styptique.

Préparations de Soufre & d'Alun.

Fleurs de soufre, Foie de soufre, Alun calciné.

Huiles & Graisses purifiées & préparées.

Graisse de porc, Huile d'amandes douces & amères, de lis, de camomille, d'olives, de lin, de laurier, rosat, de millepertuis.

Onguens.

D'Althea, Basilicum, Baume d'*Arcæus*, blanc *Rhasis*, Cerat de *Galien*, Onguent de la mère, Onguent mercuriel simple, double & quadruple, Onguent citrin, Populeum, de Styrax, Égiptiac, de Sureau.

Emplâtres.

De Ciguë, Diapalme, Diachilon gommé, Diabotanum, de Vigo cum Mercurio, de Mucilage, de Melilot, de Cumin, de Nuremberg, Véficatoire.

Mélanges & Remèdes qui font compris fous une dénomination particulière, & qu'il faut avoir tous prêts.

Les cinq Racines apéritives majeures.

Afperge, Fenouil, petit Houx, Ache, Perfil.

Les cinq Herbes émollientes.

La Mauve *ou* la Guimauve, la Branc-urfine *ou* l'Acanthe, la Mercuriale *ou* la Bette, la Pariétaire & les feuilles de Violier.

Les cinq Herbes capillaires.

Le Capillaire de Montpellier, le Capillaire blanc, le Cétérac, la Sauve-vie, la Scolopendre.

Les quatre Eaux cordiales.

Bugloffe, Bourrache, Rofes, Violettes.

Les quatre Eaux pleuritiques.

Chardon béni, Chardon Marie, Scabieufe, Piffenlit *ou* Dent de lion.

Les quatre Onguens chauds.

L'Onguent *dit* Agrippa, l'Onguent *dit* Martiatum, l'Onguent d'Althea, l'Onguent nervin.

Les cinq Racines apéritives mineures.

Caprier, Chardon-roland, Chiendent, Arrête-beuf, Garence.

Les quatre Fleurs cordiales.

Bourrache, Bugloffe, Rofes, Violette.

Les quatre Semences chaudes majeures.

Anis, Cumin, Carvi, Fénugrec.

Les quatre Semences chaudes mineures.

Ammi, Amome, Ache, Daucus.

Les quatre Semences froides majeures.

Citrouille, Concombre, Courge, Melon.

Les quatre Semences froides mineures.

Chicorée, Endive, Laitue, Pourpier.

Les trois Huiles ſtomachiques.

Huile d'Abſinthe.
Huile de Coing.
Huile de Maſtic.

Les quatre Farines réſolutives.

Orge.
Seigle.
Orobe.
Lupin.

Les quatre Onguens froids.

L'Onguent blanc camphré.
L'Onguent froid de Galien.
Le Populeum.
L'Onguent roſat de Meſué.

Eſpèces amères.

Racines sèches de Gentiane, deux onces; d'Ariſtoloche ronde, une once; feuilles sèches de grande Abſinthe & de Germandrée, de chacune une once; ſommités de petite Centaurée, fleurs de Camomille & de Sureau, de chacune une demi-once; feuilles de Scordium & de Tanéſie, de chacune un gros. Faites du tout un mélange exact.

Eſpèces carminatives & ſtomachiques.

Racines de Panais, de Chervis, de Perſil, de Calamus aromaticus, de chacune une once; feuilles sèches de Menthe, de Sauge, de petite Abſinthe, *idem;* fleurs sèches de Lavande & de Camomille romaine, *idem;* graines d'Angélique, de Céleri, d'Anis, de Coriandre, de chacune un demi-gros; baies de Génièvre, un gros.

Eſpèces céphaliques.

Racines sèches de Valériane ſauvage, une demi-once; de Pivoine & de Polipode, de chacune une once; branches tendres de Gui d'épine, une once & demie; feuilles sèches de Bétoine, une once; fleurs sèches de Bétoine, de Muguet *ou* de Tilleul, un gros; de Lavande, trois gros.

Espèces cordiales.

Racines sèches d'Angélique odorante & de Calamus aromaticus, de chacune une demi-once; de Bénoite, un gros; feuilles de Mélisse, de Chardon béni, de Scabieuse, de Bourrache, de Scordium, de chacune une once; fleurs de Verge-d'or, de Roses de Provins, de chacune un gros; Poivre de la Jamaïque, trois gros.

Espèces diurétiques.

Racines de Bardane, de Chausse-trappe, de Persil, de Pareira-brava, de chacune une once; feuilles de Pariétaire, deux onces; graine de Lin, une demi-once.

Espèces pectorales.

Racines sèches de Guimauve, de Régliffe, de chacune une once; feuilles sèches de Capillaire de Montpellier, de Lierre terrestre, de chacune six gros; fleurs sèches de Millepertuis, de Tussilage, de Coquelicot, de chacune deux gros.

Espèces anti-asthmatiques.

Racines de Méum, d'Iris de Florence, de Calamus aromaticus, de chacune une once; d'Aunée, une demi-once; de Réglisse, deux onces; feuille d'Hyssope & de Lierre terrestre, de chacune une once; Marrube blanc, trois gros; fleurs de Millefeuille & de Sureau, de chacune deux gros; fleurs de Melilot, un demi-gros, d'Anis, un gros; baies de Genièvre, deux gros; bois de Sassafras, trois gros.

Espèces vulnéraires.

Racines d'Aunée, de grande Consoude, de Tormentille, d'Asclepias, de chacune une demi-once; de Réglisse, six gros; feuille de pied de Lion, de Sanicle, de Plantain, de Piloselle ou oreille de Souris, de Millepertuis, d'Aigremoine, de Pimprenelle, de Bugle, de Verge d'or, de Paquerette, de chacune une demi-once; semence de Fenouil, six gros.

Espèces Astringentes.

Roses rouges, une once; Écorce de Grenade, une demi-once; noix de Cyprès, un gros; noix de Galle, grappe de Sumach, de chacun un demi-gros; feuilles de Pervenche, une demi-once; semences de Talictron, un gros; Cachou brut, un demi-gros.

Espèces Anti-néphrétiques.

Racine de Réglisse, une once & demie; de Persil & de Fenouil, de chacune deux onces; Iris de Florence, une once; fleurs de Mauve & de Guimauve, de chacune six gros; semences de Fenouil & de Saxifrage, *idem;* Pois rouges, six onces; Jujubes, figues, de chacune, n.° 30; Orge mondé & lavé, trois onces.

Vins & Liqueurs à conserver.

Vin d'Absinthe, vin Scillitique, vin Anti-scorbutique, vin de Quinquina, vin Émétique du Codex de Paris.

Vinaigre Scillitique, Vinaigre anti-Septique *ou* des Quatre-voleurs.

Poids & mesures des formules de cette matière médicale.

Gr. Le grain équivaut le grain d'orge ordinaire.

℈. Le Scrupule pèse vingt-quatre grains.

ʒ. Le gros *ou* dragme contient trois Scrupules.

℥. L'once, huit gros.

℔. La livre, seize onces.

P. La pinte, deux livres.

M. La manipule, autant que la main peut en contenir, ou trois pincées.

Pug. La pincée, ce que le pouce & les deux premiers doigts comprennent.

Cochl. La cuiller équivaut une demi-once.

Gutt. La goutte, ce qui tombe d'une bouteille en une goutte.

CHAPITRE II.

Des doses des Médicamens simples & composés, par ordre alphabétique.

ABSINTHE, grande & petite; Sommités * sèches en infusion sur ℔j de liqueur, depuis p. j jusqu'à p. ij; en substance, depuis ℈j jusqu'à ℈ij; en extrait, depuis Gr. x jusqu'à ʒß; le Sel lixiviel, depuis Gr. vj jusqu'à xx; son Syrop sur ℔j de liqueur, depuis ʒij jusqu'à ℥ß; son Vin, depuis ℥ij jusqu'à ℥iv; sa teinture, depuis vj jusqu'à xij gouttes.

Ache; la racine récente en décoction, depuis ℥ß jusqu'à ℥j sur ℔j de liqueur; son suc, depuis ℥iij jusqu'à ℥vj.

Agaric de mélese; en infusion dans ℔j de liqueur, depuis ℥ß jusqu'à ℥j; en substance, depuis ℈j jusqu'à ℈ij; ses trochiques, depuis Gr. viij jusqu'à ℈j, en substance; & depuis ℈j jusqu'à ℈ij dans ℥iv ou ℥vj de liqueur, en infusion ou en décoction.

Aigremoine; les feuilles récentes jusqu'à Mj, sur une livre de décoction.

Alkekenge; Gr. vj jusqu'à viij, sur une livre d'émulsion ou de décoction; Gr. vj, sur ℥viij de vin, à prendre en deux doses; le Suc exprimé jusqu'à ℥ij.

Aloès, comme purgatif, sous forme pillulaire, depuis Gr. vj jusqu'à Gr. xviij; comme altérant, depuis Gr. j jusqu'à iv; sa teinture ne s'emploie qu'extérieurement.

Alun de roche; sa solution, depuis Gr. viij jusqu'à ℈j sur ℔j d'eau, à prendre en plusieurs fois; sous forme bolaire, depuis Gr. ij jusqu'à viij; mais l'usage intérieur de ce remède n'est pas très-sûr.

* Il est bon d'avertir que les Racines, Feuilles & Fleurs sèches, s'emploient à une dose moitié moindre que les fraîches.

Ambre

Ambre gris; depuis Gr. ß juſqu'à Gr. ij au plus, dans un verre de vin, ou incorporé avec le jaune d'œuf & le ſucre, ſous forme pillulaire.

Ambre jaune, ſuccin ou karabé, depuis Gr. vj juſqu'à ℈j & plus, dans un œuf, un bouillon, ou un autre véhicule convenable; ſa teinture, depuis goutt. x juſqu'à goutt. xxiv; ſon huile, depuis goutt. ij juſqu'à vj; ſon eſprit depuis goutt. vj juſqu'à xv.

Ammoniac; (Gomme) depuis ℈ß juſqu'à ℈j en bol, Pillule ou émulſion.

Ammoniac; (Sel) depuis Gr. xij juſqu'à xxx, ſur ℔j de liqueur; & en ſubſtance, ſon eſprit depuis goutt. vj juſqu'à xij, dans un véhicule.

Aneth; ſa ſemence en infuſion ſur ℔j de liqueur, depuis Gr. xx juſqu'à ℈j; la moitié de cette doſe en ſubſtance.

Angélique; ſa racine sèche, depuis ℈j juſqu'à ʒß en ſubſtance; le double en infuſion.

Anis; depuis Gr. x juſqu'à ʒß en ſubſtance; le double en infuſion.

Antimoine crud préparé; depuis Gr. vj juſqu'à xx, & plus en ſubſtance; depuis ℈ß juſqu'à ℈j, ſur une livre de décoction; ſon verre, depuis Gr. ij juſqu'à iv; ſon foie, *idem;* le Safran des métaux, *idem;* mais ces trois derniers remèdes ne ſont plus uſités.

L'Antimoine diaphorétique; depuis Gr. iv juſqu'à ℈j.

Argentine; le ſuc de la plante, depuis ℥iij juſqu'à iv; ſes feuilles sèches en décoction, juſqu'à Mß, & en infuſion le double, ſur ℔j de liqueur.

Ariſtoloche ronde; ſa racine en ſubſtance, depuis Gr. xij juſqu'à ℈ß; en infuſion, depuis ʒj juſqu'à ʒjv, & en décoction, depuis ʒß juſqu'à ʒiij, pour ℔j de liqueur.

Armoiſe; ſes feuilles sèches en décoction, juſqu'à Mß, ſur liqueur ℔j; ſon eau diſtillée, depuis ℥ij juſqu'à iv.

Arrête-bœuf; racine récente en décoction, depuis ℥ß juſqu'à ℥j; en infuſion, depuis ℥j juſqu'à ij, ſur ℔j de liqueur.

Arroche *ou* Atriplex, eſpèce de bette qui n'eſt point uſitée, ou qui l'eſt comme la bette ordinaire.

Aſperges ſauvages & de jardin; la racine sèche, depuis ʒiij juſqu'à ℥j, ſur ℔j de liqueur en décoction.

Aunée; ſa racine en ſubſtance, depuis ʒß juſqu'à ʒj; racine sèche, depuis ʒj juſqu'à ij en décoction; & depuis ʒij juſqu'à ℥ß, ſur ℥viij d'infuſion; ſa conſerve, depuis ʒj juſqu'à ij; ſon extrait, depuis ℈j juſqu'à ij; ſon Vin, depuis ℥ij juſqu'à iij, pour une doſe.

Aurone; ſes feuilles sèches, depuis p. j juſqu'à ij, ſur ℔j d'infuſion.

Barbotine *ou* Semen-contra; en ſubſtance, juſqu'à ʒß; en décoction juſqu'à ʒj; & en infuſion juſqu'à ʒij, ſur liqueur ℔j.

Bardane; la racine sèche, depuis ʒij juſqu'à ℥ß, en décoction ſur ℔j de liqueur; en ſubſtance, depuis ℈j juſqu'à ij; la poudre de ſa ſemence juſqu'à ʒj dans ℔j de décoction; la ſemence pour ℔j d'émulſion, juſqu'à ʒiij.

Baume de Copahu; depuis goutt. x juſqu'à xx, dans un jaune d'œuf, un bouillon, ou avec un peu de ſucre & de poudre de régliſſe.

Baume du Pérou; *idem*, pour le liquide; le ſec, depuis Gr. iv juſqu'à xij, dans une liqueur ſpiritueuſe, ou pour un bol.

Baume du Commandeur; depuis goutt. iv juſqu'à xx, ſur ℥iv de liqueur.

Baume de Fioraventi; *idem*.

Baume de Soufre aniſé; depuis goutt. ij juſqu'à xij, en bol.

Baume de Soufre térébenthiné; depuis goutt. ij juſqu'à viij.

Bayes de Genièvre; depuis ʒß juſqu'à ʒj, en infuſion, dans liqueur ℔j; leur extrait, depuis ʒß juſqu'à ʒj; leur eau diſtillée, depuis ℥ij juſqu'à vj.

Bayes de Laurier; en ſubſtance, depuis ℈ß juſqu'à ℈j; le double en infuſion dans liqueur ℔j; les feuilles en guiſe de thé; l'électuaire fait avec ces baies, depuis ʒj juſqu'à ʒiß.

Bayes de Nerprun; on ne les emploie, ni en ſubſtance, ni en infuſion; le ſyrop ſe preſcrit, depuis ℥ß juſqu'à ℥j, dans un véhicule convenable.

Bdellium; ſous forme ſolide, depuis ℈ß juſqu'au ℈j.

Becabunga; mêmes doſes & préparations que le Creſſon; *Voyez* Creſſon.

Bella-dona; eſt inuſité, ou doit l'être, à cauſe de ſon danger.

Benjoin; en ſubſtance ſous forme sèche, depuis Gr. vj juſqu'à ℈ß; ſes fleurs, depuis grain j juſqu'à vj, ſous forme ſolide, ou dans un œuf frais.

Benoite; ſa racine sèche en ſubſtance, depuis ʒß juſqu'à ʒj; le double en décoction; le triple en infuſion, ſur chaque livre de liqueur.

Bétoine; les feuilles & les fleurs sèches, en guiſe de thé; la poudre des feuilles juſqu'à ʒj; l'eau diſtillée juſqu'à ℥iv; on ſe ſert du ſuc & de la poudre pour ſternutatoires; & des feuilles ſéchées en manière de tabac, pour fumer.

Beurre de Cacao, ſe donne depuis ℈ß juſqu'à ʒj, ſeul, ou mêlé avec d'autres remèdes.

Blanc de Baleine; eſt inuſité pour l'intérieur.

Bois de Guayac; inuſité en ſubſtance; ſa raclure, juſqu'à ℥j pour ℔ij d'eau, en décoction; ſa réſine, depuis Gr. vj juſqu'à xv en ſubſtance, ou dans un véhicule convenable de ℥iv; ſa gomme, depuis Gr. viij juſqu'à ℈j; ſon huile n'eſt point employée intérieurement; mais elle eſt très-efficace contre les caries.

Bois Néphrétique; ſa raclure en décoction, depuis ʒij juſqu'à vj, ſur ℔j de liqueur.

Bol d'Arménie; doit être proſcrit, comme nuiſible.

Borax; depuis Gr. vj juſqu'à xij, dans un verre de liqueur appropriée.

Bouillon blanc; les fleurs en guiſe de thé.

Bouquetin, ſang préparé; depuis Gr. vj juſqu'à xviij, dans un verre de liqueur.

Bourrache; ſes feuilles sèches, depuis Mß juſqu'à Mj en décoction, ſur ℔j de liqueur; ſon ſuc, depuis ℥ij juſqu'à iv; ſon eau diſtillée, *idem;* ſa conſerve, *idem;* l'uſage de ſes feuilles eſt à l'extérieur; elles ſont émollientes.

Brunelle; feuilles & fleurs sèches en décoction légère, juſqu'à Mj; le double en infuſion, pour ℔ij de liqueur.

Bryone; racines sèches en décoction, dans ℔j de liqueur, depuis ʒij juſqu'à ʒiv; ſa poudre, depuis ℈j juſqu'à ij; ſon ſuc, dans un bouillon, depuis ʒij juſqu'à ℥ß; ſa fécule, depuis Gr. x juſqu'à ℈j; celle-ci eſt inuſitée.

Bugle; ſes feuilles sèches en décoction juſqu'à Mj, pour liqueur ℔j; leur ſuc, depuis ℥ij juſqu'à iv.

Bugloſſe; ſes feuilles sèches juſqu'à Mj pour ℔j de décoction; le ſuc, depuis ℥ij juſqu'à iv, pluſieurs fois dans le jour.

Cabaret; ſa racine en ſubſtance, depuis Gr. xv juſqu'à ℈j; le double de la sèche en décoction pour ℥viij de liqueur; ſa poudre eſt ſternutatoire.

Cacao. *Voyez* Beurre.

Cachou; en ſubſtance, depuis Gr. x juſqu'à xxx; en décoction, depuis ʒß juſqu'à ʒj ſur liqueur ℔j.

Caille-lait; ſes fleurs en manière de thé; en ſubſtance, depuis Gr. vj juſqu'à xij & plus; le ſuc de la plante, depuis ℥ß juſqu'à ℥j.

Calament; ſes feuilles sèches en guiſe de thé.

Calamine, pierre, uſage extérieur; elle eſt deſſicative.

Camomille vulgaire & romaine; fleurs sèches en infuſion, depuis p. j juſqu'à ij pour ℔ de liqueur; leur ſuc fort rarement employé juſqu'à ℥ ij; leur extrait, depuis ℈j juſqu'à ʒß; en poudre, depuis Gr. xij juſqu'à ℈j; on s'en ſert auſſi extérieurement.

Camphre; depuis Gr. j juſqu'à viij, & plus même, pluſieurs fois dans le jour, dans un véhicule ſpiritueux ou huileux, ſeul ou mêlé avec d'autres remèdes, comme avec le Nitre.

Canellle; en ſubſtance, depuis Gr. iv juſqu'à xv; dans un véhicule ſpiritueux, depuis ℈ß juſqu'à ʒß; l'eau de Canelle orgée, depuis ℥ß juſqu'à ℥ij; la ſpiritueuſe, depuis ʒij juſqu'à ℥j.

Cantharides; leur uſage intérieur doit être proſcrit: il y a cependant des Praticiens prudens qui ont obtenu de grands ſuccès de ce remède pris à petites doſes, dans les relâchemens de la veſſie.

Capillaires; ſe prennent en guiſe de Thé.

Caprier; la racine sèche en infuſion dans un véhicule aqueux ou ſpiritueux, depuis ʒij juſqu'à ℥ß, ſur ℔j de liqueur; en ſubſtance depuis ʒß juſqu'au double dans ℥iv de Vin blanc.

Cardamome; ce fruit eſt employé dans un véhicule ſpiritueux, depuis ℈ij juſqu'à ʒß : peu uſité.

Carline; ſa racine sèche en ſubſtance, depuis ʒß juſqu'à ʒj; le double en décoction, ſur liqueur ℔ij.

Carouge; ce fruit s'emploie en décoction, depuis ℥ß juſqu'à ℥j, ſur liqueur ℔j.

Carthame *ou* Safran bâtard; ſa graine ſe donne en ſubſtance, depuis ʒß juſqu'à ij; & pour une émulſion, depuis ʒij juſqu'à iv.

Caſcarille; cette écorce ſe preſcrit pour ℥iv de liqueur en infuſion, depuis ℈j juſqu'à ij; en ſubſtance, depuis Gr. xv juſqu'à ℈j; ſon extrait, depuis ʒj juſqu'à ij.

Caſſe; la pulpe ſe donne depuis ℥ß juſqu'à ℥iß: chaque once de pulpe équivaut à ℥iij & plus de Caſſe fraîche en bâton.

Caſſis; le fruit s'ordonne délayé dans ʒiv d'eau, juſqu'à once & demie : peu uſité.

Caſtoreum; en ſubſtance, depuis Gr. vj juſqu'à xx; ſa teinture, depuis gutt. x juſqu'à xxx, dans un véhicule.

Catapuce, Épurge *ou* Thytimale; preſque inuſité, comme trop violent; la doſe de la ſemence en ſubſtance, depuis Gr. ij juſqu'à vj.

Catholicum double, depuis ʒij juſqu'à ℥j, & plus.

Centaurée, petite; les ſommités en ſubſtance, depuis ʒß juſqu'à ʒiß, en infuſion; lorſqu'elles ſont sèches, depuis ℥ß juſqu'à ℥ij, pour chaque livre de véhicule; ſon extrait, depuis ʒj juſqu'à ij; ſon ſel eſſentiel & le lixiviel, depuis ℈j juſqu'à ℈ij.

Centinode *ou* Renouée; la plante sèche ſe preſcrit juſqu'à Mj, pour ℔j de décoction; le ſuc, depuis ℥ij juſqu'à iij; l'eau diſtillée, ſans vertu.

Ceterac; eſt une herbe capillaire.

Cévadille; pour l'extérieur, contre les Morpions, & comme cathérétique.

Chardon béni; ſes feuilles sèches, depuis Mß juſqu'à Mj pour ℔j de décoction; ſon ſuc, depuis ℥j juſqu'à ij; ſon eau diſtillée, depuis ℥ij juſqu'à ℥iv; ſa ſemence, dans une émulſion, depuis ʒij juſqu'à ℥ß.

Chardon Roland; l'écorce de ſa racine fraîche, juſqu'à ℥j pour ℔j de décoction.

Chauſſe-trape; l'écorce récente de ſa racine, *idem;* en ſubſtance, juſqu'à ℥j, dans ℥iv de véhicule ſpiritueux, à pluſieurs repriſes dans la journée; le ſuc des feuilles, depuis ℥iij juſqu'à iv.

Chelidoine, grande; la racine sèche, infuſée dans ℔j de liqueur vineuſe, depuis ℥iij juſqu'à iv.

Chiendent; depuis ʒj juſqu'à ij, ſur chaque livre de liqueur en décoction.

Chicorée Sauvage, comme la Bugloſſe & la Bourrache.

Ciguë; employée en extrait, en commençant par Gr. j, ſuivant la méthode de *Storck.*

Cimolée, (terre) employée extérieurement ſeulement, comme réſolutive & aſtringente.

Cinnabre; naturel ou factice, en bol, depuis Gr. ij juſqu'à vj.

Cinoloſſe; ſa racine récente, ℥ß juſqu'à ℥j; ſes feuilles vertes, juſqu'à Mj, en décoction pour ℔j de liqueur; peu uſité. Nous parlerons plus bas des Pillules de Cinogloſſe, à la lettre P.

Cloportes; Poudre de nulle valeur; étant écraſées, on en met depuis ʒij juſqu'à ℥ß ſur ℥iv de véhicule.

Coloquinte; en décoction, depuis Gr. xij juſqu'à ℈j, dans une décoction de ℥viij; & en ſubſtance, depuis Gr. ij juſqu'à viij; l'un & l'autre remèdes ne doivent pas être employés.

On ne se sert que des trochiques alhandal, dont on parlera ci-après.

Concombres sauvages; on ne se sert que du suc épaissi, connu sous le nom d'*elaterium*, depuis Gr. ij jusqu'à x.

Confection alkermès; depuis ℈j jusqu'à ij.

Confection hyacinthe; *idem.*

Confection hamek; depuis ʒß jusqu'à iv.

Consoude grande; on fait peu d'usage de la racine en substance, depuis ʒß jusqu'à ʒj; on emploie beaucoup la racine récente en décoction, depuis ʒj jusqu'à ℥ß sur ℔j de liqueur; son syrop, depuis ℥ß jusqu'à ℥j, sur la même quantité de liqueur.

Contrayerva; racine sèche en substance, depuis ℈j jusqu'à ʒß; le double en infusion ou en décoction légère d'une livre.

Coqueret; s'emploie depuis n.° vj jusqu'à viij, pour émulsion ou décoction de ℔j; le suc exprimé se prescrit à la dose de ℥j.

Corail; le rouge usité comme absorbant, depuis Gr. xv jusqu'à ʒj.

Coralline préparée en trochiques, depuis ℈j jusqu'à ʒj.

Coriandre; sa semence en substance, se prescrit jusqu'à la dose de ʒß; le double dans une infusion d'une livre de liqueur.

Corne de Cerf préparée; sa raclure jusqu'à ℥ß sur liqueur en décoction ℔j; sa gelée, jusqu'à ℥j plusieurs fois dans le jour; son sel volatil, depuis Gr. ij jusqu'à x, dans un véhicule convenable; son esprit volatil, depuis gutt. iv jusqu'à x, pareillement dans une liqueur appropriée.

Craye; proscrite intérieurement, comme inutile.

Crême de tartre; depuis ʒß jusqu'à ʒj, dans une décoction, avec eau ℔j.

Cresson; en infusion, jusqu'à Mj pour un aposème de ℔j; le suc, depuis ℥ij jusqu'à iij & iv.

Cristal minéral. *Voyez* Nitre.

Cubebes; en substance, depuis Gr. vj jusqu'à ℈j; le double pour une infusion de ℔j.

Cumin; la semence en substance jusqu'à ʒß; le double pour une infusion de ℔j.

Cuſcute *ou* Épithyme; en ſubſtance, depuis ʒß juſqu'à ʒj; le double & le triple dans une décoction de ℔j.

Dattes; on en fait cuire ſept à huit ſans noyaux dans un bouillon, ou une douzaine dans deux livres d'eau.

Décoction blanche; eſt un remède compoſé avec la corne de Cerf calcinée, & la mie de pain blanc, le ſuc & l'eau de fleurs d'orange. On en boit une ou deux pintes par jour.

Dent de Lion; les racines & les feuilles récentes, depuis ℥j juſqu'à ℥ij par chaque livre de décoction; le ſuc de la plante, depuis ℥ij juſqu'à iv, pluſieurs fois dans le jour.

Diagrède; depuis Gr. iij juſqu'à Gr. xv, ſous forme sèche.

Diaphénix; depuis ʒj juſqu'à iij; mais on ne s'en ſert guère qu'en lavemens, depuis ℥j juſqu'à ℥ij.

Diaphorétique minéral, le même qu'Antimoine diaphorétique.

Diaprun; le ſimple, depuis ℥j juſqu'à ℥ij; mais il n'eſt point uſité. On ſe ſert du Diaprum ſolutif, c'eſt-à-dire, de celui auquel on a ajouté la Scamonée, dont la doſe eſt depuis ʒj juſqu'à ʒij.

Diaſcordium; depuis Gr. xij juſqu'à ʒß.

Dictame blanc *ou* Fraxinelle; la doſe de la racine en ſubſtance, eſt depuis ʒß juſqu'à ʒj; en infuſion pour ℔j d'eau, depuis ʒij juſqu'à ℥ß.

Dictame de Crète, inuſité; les feuilles en ſubſtance, depuis ℈j juſqu'à ℈ij; le double en iufuſion dans ℔j de liqueur.

Dompte venin, peu en uſage; la racine sèche, depuis ℥ß juſqu'à ℥j pour ℔ij de décoction; en ſubſtance, depuis ʒß juſqu'à ʒj.

Eau de luce. *Voyez* Eſprit volatil de ſel Ammoniac, au mot *Ammoniac,* même doſe dans une liqueur appropriée.

Eau de fleurs d'Oranges, depuis xx gutt. juſqu'à ℥ß.

Eau de frai de Grenouilles; uſage extérieur.

Eau des trois noix, depuis ℥j juſqu'à ℥iv.

Eau de Rabel, depuis gutt. v juſqu'à xx, dans une liqueur appropriée.

Eau

Eau de Roſes, depuis ℥ß juſqu'à ℥j.

Eau de Goudron, depuis ℥iv juſqu'à ℥vj.

Écailles d'Huître, depuis Gr. x juſqu'à ℈j.

Écreviſſes; yeux & pattes préparées, comme les écailles d'Huître.

Élemi, gomme; uſage externe.

Élixir de *Garus*, depuis ʒj juſqu'à ʒij.

Élixir de propriété, depuis gutt. iv juſqu'à gutt. xx, dans une liqueur appropriée.

Élixir de Stougthon, depuis gutt. xij juſqu'à gutt. xx & plus.

Endive. *Voyez* Chicorée.

Épine-vinette *ou* Berberis; le ſuc, depuis ℥ß juſqu'à ℥j; les fruits ſecs, depuis ʒij juſqu'à ℥ß, dans une demi-pinte de décoction; le ſyrop, depuis ℥ß juſqu'à ℥jß.

Épithym. *Voyez* Cuſcute.

Éponge d'églantier, Cynorrhodon *ou* Gratte-cul. Ce fruit récent, mondé & ſéparé de ſa graine, s'emploie depuis ℥ß juſqu'à ℥j, pour une livre de décoction; & ſec, depuis ʒj juſqu'à ʒ ij; ſa conſerve, depuis ʒj juſqu'à ʒij.

Épurge. *Voyez* Catapuce.

Eſquine *ou* Squine; en ſubſtance, depuis ℈j juſqu'à ʒß; en décoction ſur ℔j de liqueur, depuis ʒj juſqu'à ʒ vj.

Eſule; l'écorce de la racine sèche, après avoir été macérée pendant vingt-quatre heures dans le vinaigre, ſe preſcrit en ſubſtance, depuis ℈ß juſqu'à ℈j, & le double en infuſion.

Éthiops martial; depuis Gr. iv juſqu'à Gr. xij, fort uſité.

Eupatoire vulgaire. Les feuilles & les ſommités ſe preſcrivent à la doſe de Mß juſqu'à Mj, pour chaque livre de décoction; le ſuc, depuis ℥ij juſqu'à ℥iv.

Euphraiſe; la plante sèche, en manière de thé.

Extrait panchymagogue, depuis Gr. x juſqu'à Gr. xv.

Fenouil commun *ou* Germanique *&* le Doux; l'écorce de ſa

racine fraîche, depuis ℥ß jusqu'à ℥j dans ℔j de décoction; le suc, depuis ℥ij jusqu'à ℥iv, pendant plusieurs jours; la semence en poudre, depuis ℈j jusqu'à ℈ij; en infusion dans ℥iv de liqueur, depuis ʒj jusqu'à ʒij; son eau distillée employée extérieurement.

Fénu-grec; *idem*, pour l'usage de la semence; mais elle est plus souvent employée extérieurement en lavement & en mucilage.

Féve de marais; écorce sèche, depuis ʒij jusqu'à ℥ß; eau distillée, depuis ℥ij jusqu'à ℥iv; sel essentiel, depuis ʒß jusqu'à ʒj; lixiviel, comme sel de Genêt. *Voyez* Genêt.

Fer *ou* Mars; depuis Gr. iv jusqu'à Gr. xij. *Voyez* Limaille de fer, Teinture de Mars, Sel de Mars apéritif & astringent.

Fleurs de Muscade. *Voyez* Macis.

Fleurs de Benjoin. *Voyez* Benjoin.

Fleurs de Soufre. *Voyez* Soufre.

Fougère mâle & femelle; la racine sèche, depuis ʒij jusqu'à ℥ß pour chaque livre de décoction; en substance, depuis ℈j jusqu'à ʒj & plus.*

Foie d'Antimoine. *Voyez* Antimoine.

Frai de Grenouilles; usages extérieurs.

Fraisier; racines sèches, depuis ʒij jusqu'à iij pour ℔j de décoction.

Fraxinelle. *Voyez* Dictame blanc.

Frêne; racine & tige en substance, depuis ʒß jusqu'à ʒj; sèches pour ℔j de décoction, depuis ʒj jusqu'à ʒij.

Fumeterre; feuilles sèches, jusqu'à Mj pour chaque livre d'infusion ou de légère décoction; son suc, depuis ℥ij jusqu'à ℥iv; son extrait, depuis ʒß jusqu'à ʒj; son eau distillée, comme véhicule.

Galanga; racine en substance, depuis Gr. vj jusqu'à ℈j; & la sèche en infusion dans ℥iv d'une liqueur spiritueuse, depuis ℈j jusqu'à ʒj.

Galbanum ; ſous forme pilulaire, depuis Gr. iv juſqu'à ℈j ; il eſt plus ſouvent employé pour l'extérieur.

Garance ; racine sèche, depuis ʒj juſqu'à ℥ß pour ℔j de décoction légère ou d'infuſion.

Garou. *Voyez* Thimelée.

Gayac. *Voyez* Bois.

Genêt ; ſemence en ſubſtance, depuis ℈j juſqu'à ℈ij ; ſel lixiviel, depuis ʒj juſqu'à vj dans une pinte de vin blanc ; cendres, ʒij par livre de véhicule aqueux ou vineux. La leſſive aqueuſe ſe boit par verres dans la journée ; la vineuſe, depuis ℥ij juſqu'à iv.

Genièvre. *Voyez* Baies.

Gentiane ; racine sèche, depuis ʒj juſqu'à ʒij, pour ℔j d'infuſion ; en ſubſtance, depuis ℈j juſqu'à ℈ij ; ſon extrait, *idem.*

Germandrée ; même doſe, préparation & uſage que la petite centaurée.

Gingembre ; peu en uſage en Médecine ; en ſubſtance depuis Gr. vj juſqu'à ℈j.

Girofles ; (clous de) en ſubſtance, depuis Gr. iv juſqu'à Gr. viij ; le double dans une infuſion ſpiritueuſe ; la teinture, depuis gutt. vj juſqu'à gutt. x, l'huile depuis gutt. ij juſqu'à gutt. vj, dans un véhicule.

Glayeul *ou* Iris. *Voyez* Iris.

Goudron. *Voyez* (Eau de).

Gouttes d'Angleterre ; depuis gutt. iv juſqu'à gutt. xv dans un véhicule.

Gouttes anodines minérales d'Hoffmann ; depuis gutt. vj juſqu'à gutt. xx.

Gouttes de *Sydenham, ou* Laudanum liquide ; depuis gutt. viij juſqu'à gutt. xxv.

Graine barbotine. *Voyez* Barbotine.

Graine de Paradis. *Voyez* Cardamum.

Gratiole ; la plante en ſubſtance, depuis Gr. x juſqu'à Gr. xx; en infuſion de ℥iv, depuis ℈j juſqu'à ℈ij ; en lavemens, depuis Mß juſqu'à Mj.

Grenade ; fleurs sèches en ſubſtance, depuis ℈j juſqu'à ℈ij ; le double dans ℥iv d'infuſion ; l'écorce en ſubſtance depuis ʒß juſqu'à ʒj ; en décoction légère ou en infuſion pour ℔j, depuis ʒij juſqu'à ℥ß ; le ſyrop depuis ℥ß juſqu'à ℥ij.

Guimauve ; racine sèche pour ℔j de décoction, depuis ʒij juſqu'à ʒiij ; les fleurs en guiſe de thé.

Hellébore noir du commerce ; ſon extrait, depuis Gr. viij juſqu'à ℈j ; l'hellébore blanc inuſité.

Hématite, pierre martiale ſulſureuſe ; depuis Gr. vij juſqu'à Gr. xx en poudre, peu uſitée intérieurement, mais fort employée pour l'extérieur.

Herbe aux cuillers *ou* Cochlearia ; feuilles récentes infuſées dans une livre d'eau, depuis Mß juſqu'à Mj ; ſon ſuc, depuis ℥j juſqu'à ℥iij ; ſon extrait depuis ʒß juſqu'à ʒj ; ſon eſprit, depuis gutt. vj juſqu'à gutt. x, dans un véhicule.

Herbe à pauvre homme. *Voyez* Gratiole.

Herbe aux poux. *Voyez* Staphiſaigre ; ſemence, uſage extérieur.

Herbe aux puces. *Voyez* Pſyllium.

Herbe à Robert *ou* Geranium ; en ſubſtance, depuis ℈j juſqu'à ʒß pour une livre d'infuſion ; on preſcrit la plante entière fraîche, depuis Mß juſqu'à Mj.

Herniole *ou* Turquette, les deux eſpèces ; la plante sèche pour ℔j d'infuſion, depuis pug. ij juſqu'à pug. iij ; en ſubſtance juſqu'à ʒß ; le ſuc juſqu'à ℥ij ; l'eau diſtillée, depuis ℥ij juſqu'à ℥iv.

Huile de tartre par défaillance ; point en uſage intérieurement.

Huîtres. *Voyez* Écailles.

Hypociſte ; ſuc épaiſſi, depuis ℈j juſqu'à ℈ij.

Hyſſope; ſommités récentes en infuſion pour ℔j de liqueur juſqu'à Mß; eau diſtillée, depuis ℥j juſqu'à ℥iij; l'uſage extérieur eſt très-familier.

Jalap en poudre; depuis Gr. xij juſqu'à ℈j & plus; ſa réſine, depuis Gr. iij juſqu'à Gr. x.

Impératoire; racine en ſubſtance, depuis ℈j juſqu'à ʒß; le double pour ℔j d'infuſion aqueuſe ou vineuſe.

Joubarbe; uſage extérieur.

Ipécacuanha; en ſubſtance, depuis Gr. x juſqu'à Gr. xxx & plus, comme vomitif; grain à grain, comme altérant.

Iris commun; en ſubſtance, depuis ℈ß juſqu'à ℈j; le double dans une livre d'infuſion vineuſe; le ſuc de cette racine eſt ſternutatoire.

Iris de Florence; racine sèche, depuis Gr. ij juſqu'à Gr. xij.

Ivette; la plante en ſubſtance, depuis ℈ß juſqu'à ℈ij; une pincée pour ℔j d'infuſion ou de décoction légère.

Jujubes; juſqu'à douze dans une pinte de décoction.

Juſquiame; point employé intérieurement, à l'exception des ſemences qui entrent dans la compoſition des pilules de Cynogloſſe.

Kali *ou* Soude; cette plante n'eſt point employée en Médecine. *Voyez* Sel de Soude *ou* Alkali de Soude.

Karabé. *Voyez* Ambre jaune.

Kermès, graine d'écarlate; en ſubſtance, depuis Gr. vj juſqu'à Gr. xx; en infuſion ſpiritueuſe juſqu'à ʒj ſur ℔j en liqueur.

Kermès minéral; grain à grain, incorporé avec des huileux.

Labdanum, ſous forme pilulaire, depuis Gr. x juſqu'à ʒß; on s'en ſert plus communément pour l'uſage extérieur & pour les parfums.

Laitue; ſa graine, depuis ʒij juſqu'à ʒiij pour une émulſion; eau diſtillée depuis ℥ij juſqu'à ℥iv.

Langue de cerf. *Voyez* Scolopendre.

Lavande; infuſion vineuſe ou aqueuſe, depuis pug. j juſqu'à

pug. ij pour ℔j de liqueur; eau diſtillée, depuis ℥ij juſqu'à ℥iv; huile eſſentielle, depuis gutt. ij juſqu'à gutt. iv dans un véhicule.

Langue de chien. *Voyez* Cynogloſſe.

Laudanum ſec, depuis Gr. ß juſqu'à Gr. j & par gradation juſqu'à Gr. ij.

Laudanum liquide. *Voyez* Gouttes de Sydenham.

Lauréole *ou* Thymelæa lauri-folio ; les feuilles & l'écorce ayant été macérées dans le vinaigre; en ſubſtance, depuis Gr. x juſqu'à Gr. xv; le double dans ℥iv de véhicule en infuſion; baies inuſitées.

Laurier, baies; en ſubſtance, depuis ℈ß juſqu'à ℈j; le double dans une livre de liqueur en infuſion; les feuilles en guiſe de thé.

Lénitif, électuaire; depuis ʒj juſqu'à ℥ß.

Lentiſque, bois; en décoction aqueuſe ou vineuſe, ſur ℔j, depuis ℥ß juſqu'à ℥j.

Lierre terreſtre; feuilles en ſubſtance, depuis ʒß juſqu'à ʒj; le ſuc, depuis ℥ij juſqu'à ℥iv; en décoction, pour ℔j d'eau, depuis Mß juſqu'à Mj; ſyrop, depuis une demi-once juſqu'à deux onces.

Lilium de Paracelſe, depuis gutt. x juſqu'à gutt. xxx, dans un véhicule convenable.

Limaçons lavés; depuis 10 juſqu'à 12 pour un bouillon.

Limaille de fer; en ſubſtance, depuis Gr. iv juſqu'à Gr. xij; dans un nouet en décoction, depuis ʒij juſqu'à ℥ß.

Lin, graine; en infuſion, pug. j pour ℔j de liqueur; en décoction pour lavemens Mß; la farine eſt d'un grand uſage à l'extérieur.

Lys; fleurs en guiſe de thé; eau diſtillée comme véhicule; huile, uſage extérieur.

Macis; depuis Gr. iv juſqu'à Gr. xij dans une infuſion vineuſe d'une livre; huile diſtillée, depuis gutt. j juſqu'à gutt. iv.

Magnéſie blanche; comme altérant, depuis ʒß juſqu'à ʒj;

comme purgatif, en en donnant ʒj toutes les heures, trois fois; mais ce purgatif eſt incertain.

Mandragore; uſage extérieur des feuilles, du ſuc & de l'eau diſtillée.

Marjolaine; en infuſion, ſur ℔j d'eau juſqu'à Mß.

Marrube; les feuilles juſqu'à Mj dans un bouillon ou ℔j de décoction; le ſuc, depuis ℥j juſqu'à ℥ij.

Matricaire; ſommités juſqu'à Mß pour ℔j d'infuſion ou de décoction légère; le ſuc des feuilles, depuis ℥j juſqu'à ℥ij; eau diſtillée, depuis ℥ij juſqu'à ℥iv.

Mauve; comme la Guimauve.

Mechoacan; en poudre, depuis ℈j juſqu'à ℈ij; le double dans une infuſion vineuſe pour une priſe; racine étrangère peu uſitée.

Mélilot; fleurs en infuſion, une pincée ſur ℔j de liqueur; extrait, depuis ʒß juſqu'à ʒj.

Meliſſe *ou* Citronelle; eau diſtillée ſimple, depuis ℥ij juſqu'à ℥iv; compoſée, depuis gutt. xv juſqu'à gutt. xxx dans un véhicule; la plante employée pour l'extérieur.

Melon; ſa ſemence depuis ʒj juſqu'à ʒij, avec les trois autres froides pour une émulſion; pareille doſe dans une pinte d'apozème.

Menthe; feuilles en infuſion, depuis pug. j juſqu'à Mß pour ℔j de liqueur; ſuc, depuis ℥j juſqu'à ℥ij; eau diſtillée, depuis ℥ß juſqu'à ℥ij.

Mercure doux, depuis Gr. iv juſqu'à Gr. xx.

Mercuriale; ſuc, depuis ℥ij juſqu'à ℥iv; la plante en décoction pour une livre de liqueur, depuis Mß juſqu'à Mj.

Miel de Narbonne, depuis ℥j juſqu'à ℥ij par livre de décoction; Miel mercurial, en lavement, depuis ℥ij juſqu'à ℥iv; roſat, uſage extérieur; violat, en lavement; depuis ℥ij juſqu'à ℥iij; ſcillitique, depuis ℥ß juſqu'à ℥ij par livre de décoction, intérieurement.

Mille-feuille; feuilles & fleurs, depuis Mß juſqu'à Mj pour ℔j de décoction légère; uſage extérieur plus fréquent.

Mille-pertuis, Hypericum, *idem.*

Minium; deſſicatif; uſage extérieur.

Morelle; uſage extérieur.

Moutarde; uſage extérieur fréquent.

Muguet, Lilium Convallium; fleurs en guiſe de thé; leur poudre ſternutatoire.

Muſc; doſe interne, depuis la quatrième partie d'un grain juſqu'à Gr. j.

Muſcade; en ſubſtance, depuis ʒß juſqu'à ʒj; le double en décoction ſur ℔j de liqueur.

Myrrhe; ſous forme ſolide, depuis Gr. vj juſqu'à Gr. xx; ſa teinture pour l'extérieur.

Myrtille, baies; ſyrop, depuis ℥ß juſqu'à ℥jß.

Nard Celtique; racine employée en ſubſtance, depuis ʒß juſqu'à ʒj; le double en infuſion pour ℔j de liqueur.

Nard des Indes; depuis ℈j juſqu'à ʒß en ſubſtance; le double en infuſion ſur ℔j de liqueur.

Nénuphar; racine sèche pour ℔j d'eau en décoction, depuis ʒij juſqu'à ℥ß; fleurs en infuſion pour la même quantité, depuis pug. j juſqu'à pug. ij; eau diſtillée, depuis ℥ß juſqu'à ℥iv.

Nerprun, baies; depuis ℥ß juſqu'à ℥jß, point employées; ſyrop de Nerprun, depuis ℥ß juſqu'à ℥jß.

Nitre; depuis Gr. x juſqu'à ℈j ſur une pinte de liqueur.

Noix de Cyprès; en ſubſtance, depuis ʒß juſqu'à ʒj; le double en décoction pour ℔j de liqueur.

Noix de Galle; *idem* en ſubſtance; le double en infuſion.

Nummulaire, rarement employée; ſes feuilles en infuſion juſqu'à Mß pour ℔j de liqueur.

Œillet; fleurs en infuſion, depuis pug. j juſqu'à pug. ij dans ℥iv de vin; ſyrop, depuis ℥ß juſqu'à ℥j dans ℥iv de potion cordiale.

Oignon;

Oignon; ſuc avec du ſucre, depuis ℥ij juſqu'à ℥iv; ſon uſage extérieur eſt plus familier.

Opium; depuis un quart de grain juſqu'à un grain & plus par degrés.

Orcanette *ou* Anchuſa; racine rarement en uſage, depuis ʒß juſqu'à ʒj pour livre de décoction légère ou d'infuſion, employée extérieurement.

Orge mondé; une demi-poignée pour deux livres de décoction.

Origan; en guiſe de thé.

Orobe *ou* (Ers); ſa farine réſolutive employée extérieurement.

Orpin; uſage extérieur.

Ortie grièche & ortie grande; leur ſuc, depuis ℥ij juſqu'à ℥iij; leurs feuilles, depuis Mß juſqu'à Mj pour une livre de décoction; leurs racines sèches, depuis ʒij juſqu'à ℥ß pour la même quantité de liqueur.

Os de Sèche; rarement employés intérieurement, depuis ℈ß juſqu'à ʒß.

Oſtéocolle; uſage extérieur.

Oxymel ſimple; depuis ℥j juſqu'à ℥iv ſur ℔ij de liqueur.

Oxymel ſcillitique; depuis ℥ß juſqu'à ℥jß pour ℔ij de liqueur

Pain à coucou *ou* Oxytriphyllum; feuilles, depuis Mß juſqu'à Mj pour ℔j de liqueur en décoction; ſon ſuc par cuillerées.

Pain de pourceau *ou* Cyclamen; racine draſtique qui n'eſt point employée intérieurement.

Panacée; depuis Gr. ij juſqu'à Gr. xxx, par degrés.

Panicaut. *Voyez* Chardon roland.

Pareira brava; racine en ſubſtance; dans ℥iv de vin blanc, depuis Gr. xv juſqu'à ʒß; le double en infuſion aqueuſe ou ſpiritueuſe.

Pariétaire; les feuilles récentes juſqu'à Mj en décoction, ſur

℔j de liqueur ; leur suc, depuis ℥ß jusqu'à ℥ij ou ℥iij ; l'eau distillée n'est qu'un véhicule.

Pas-d'âne, tussilage ; les fleurs, depuis pug. j jusqu'à pug. ij, en infusion, pour ℔j de liqueur ; eau distillée, depuis ℥ij jusqu'à ℥iv ; racine fraîche, depuis ℥ß jusqu'à ℥j, sur ℔j de liqueur en décoction.

Patience ; racine récente, en décoction, depuis ʒj jusqu'à ℥ß, pour ℔j de liqueur ; extrait, depuis ʒß jusqu'à ʒj.

Pavot blanc (têtes de) ; bouillies, depuis ℈j jusqu'à ℈ij dans ℔j de liqueur ; plus souvent employées à la dose de ʒj, pour un lavement ; deux onces de ces têtes équivalent à Gr. j d'opium.

Pavot blanc ; semences, depuis ʒij jusqu'à ℥ß dans ℥iv de liqueur ou dans uue émulsion.

Pavot rouge ; fleurs, en guise de thé.

Persil ; rarement employé pour l'intérieur ; cependant la racine fraîche se prescrit depuis ℥ß jusqu'à ℥j, pour ℔j de liqueur en décoction ; le suc, depuis ℥j jusqu'à ℥ij ; la semence, depuis Gr. xij jusqu'à ʒß en substance, & le double en infusion, pour liqueur ℔j.

Pervenche ; employée extérieurement ; si l'on vouloit s'en servir pour l'intérieur, on en mettroit pug. j sur décoction ℔j.

Pêcher ; fleurs, Mß des récentes sur infusion de ℔j, ou sèches ℥ß ; suc, depuis ℥j, jusqu'à ℥ij ; poudre, depuis ʒß jusqu'à ʒj ; syrop, depuis ℥ß jusqu'à ℥ij ; noyaux, depuis ʒij jusqu'à ʒiij enémulsion.

Petit houx ; sa racine, depuis ʒj jusqu'à ʒij, pour la décoction de ℔j.

Pied-de-chat ; ses fleurs, en guise de thé.

Pied-de-lion ; toute la plante jusqu'à Mß, pour chaque livre de décoction ; en substance depuis ℈j jusqu'à ℈ij.

Pied-de-veau *ou* Arum ; la racine doit avoir été préliminairement macérée dans le vinaigre ; elle se prescrit en substance, depuis Gr. xij jufqu'à ʒß ; & en infufion fur ℔j de liqueur vineufe, depuis ʒß jufqu'à ʒjß ; fa fécule, depuis Gr. x jufqu'à Gr. xxx, inufitée.

Pignons doux, depuis ʒij jufqu'à ʒiij, pour une émulfion.

Pignons d'Inde *ou* Ricin ; en poudre, depuis Gr. x jufqu'à Gr. xv; ce remède eft très-violent, & l'on fera bien d'y joindre un correctif.

Pilofelle ; les feuilles en fubftance, depuis ℈j jufqu'à ℈ij ; & fur ℔j de décoction, depuis pug. ij jufqu'à Mß ; ces feuilles donnent un fuc qu'on ordonne depuis ℥j jufqu'à ℈ij.

Pilules angéliques ; depuis ℈j jufqu'à ℈ij.
——— de Cynogloffe, depuis Gr. ij jufqu'à Gr. viij.
——— de Fuller, depuis Gr. iv jufqu'à Gr. xij.
——— de Starckey, depuis Gr. iv jufqu'à Gr. xij.
——— balfamiques de *Morton*, depuis Gr. ij jufqu'à Gr. viij.
——— de Stephens, jufqu'à ʒß.
——— mercurielles officinales, depuis ʒß jufqu'à ʒj.
——— de favon. *Voyez* Savon.

Pimprenelle ; comme la Pilofelle.

Piffenlit ; même dofe que la Chicorée.

Pivoine ; la racine, depuis ℈j jufqu'à ℈ij, en fubftance ; le double de la sèche en infufion, pour ℔j de liqueur ; la femence, depuis ʒij jufqu'à ʒiij en émulfion.

Plantain ; les feuilles fraîches pour ℔j de décoction jufqu'à Mß ; le fuc, depuis ℥ij jufqu'à ℥iij ; l'eau diftillée, comme véhicule.

Poivre ; les grains, depuis vj jufqu'à x.

Polypode ; la racine sèche en décoction, depuis ʒij jufqu'à ℥ß, pour ℔j d'eau ; en fubftance, depuis ʒß jufqu'à ʒjß.

Pouliot ; comme la Menthe.

Poudre de tribus ou Cornachine, depuis ℈ß jufqu'à ℈ij.

Poudre de Guttete, depuis ℈ß jufqu'à ʒß.

Pulmonaire ; la plante, en fubftance, depuis ℈j jufqu'à ʒß ;

& depuis ʒij juſqu'à ℥ß; de la sèche en décoction, pour liqueur ℔ij ; cette plante eſt inuſitée.

Quinquina ; en poudre, depuis ℈j juſqu'à ʒj à la fois ; l'écorce concaſſée, depuis ʒij juſqu'à ℥j ; ſur ℔j de décoction légère ; ſon extrait mou, depuis Gr. xij juſqu'à ʒß ; ſon extrait ſec, ou ſel de la Garaye, depuis Gr. vj juſqu'à ℈j ; le ſyrop, depuis ℥ß juſqu'à ℥jß ; le vin, depuis ℥ij juſqu'à ℥iv, pluſieurs fois par jour.

Quintefeuille ; ſa racine en ſubſtance, depuis ʒß juſqu'à ʒj ; & de la fraîche pour ℔j d'apozème juſqu'à ℥j.

Raifort ; ſa racine sèche, depuis ʒij juſqu'à ℥ß, ſur ℔j de décoction ; ſon ſuc, depuis ℥ß juſqu'à ℥ij.

Rapontic ; ſa racine en ſubſtance juſqu'à ʒj & plus ; le double de la sèche dans ℔j de décoction.

Régliſſe sèche ; depuis ʒß juſqu'à ʒj, ſur chaque livre de décoction.

Régule d'antimoine ; inuſité à cauſe de l'incertitude & de la violence de ſes effets.

Reine des prés ; racine sèche, depuis ʒij juſqu'à ℥ß ; & feuilles sèches, depuis Mß juſqu'à Mj ſur ℔j de décoction.

Renouée *ou* Traînaſſe. *Voyez* Centinode.

Réſine de Gayac. *Voyez* Gayac.

Réſine de Jalap. *Voyez* Jalap.

Réſine de Scammonée. *Voyez* Diagrède.

Rhubarbe ; en poudre, depuis Gr. xij juſqu'à ʒj ; le double ſur la décoction de ℔j ; ſon extrait, depuis Gr. viij juſqu'à ℈ij ; en infuſion pour une légère teinture, ʒj, dans l'eau ℔ij ; la Rhubarbe torréfiée priſe en ſubſtance, en doublant la doſe ordinaire.

Rhubarbe des Moines ; eſpèce de Lapathum, dont on emploie le double, en guiſe de Rhubarbe ordinaire.

Rhue ; en ſubſtance, depuis ℈ß juſqu'à ʒß ; en infuſion juſqu'à pug. ij ſur ℔j de liqueur ; le ſuc, depuis ℥ß juſqu'à ℥j.

Ricin. *Voyez* Pignon d'Inde.

Romarin ; les feuilles & fleurs sèches infuſées, en guiſe de thé ; la conſerve, depuis ʒß juſqu'à ʒj.

Ronces ; employées extérieurement.

Roquette ; les feuilles des deux eſpèces ; en infuſion dans ℔j d'eau juſqu'à Mj ; la graine en ſubſtance, depuis Gr. x juſqu'à ℈j.

Roſeau ; racines sèches, depuis ʒij juſqu'à ℥ß, dans la décoction de ℔j.

Roſes pâles ; sèches infuſées, depuis pug. ij juſqu'à pug. iv ; l'eau diſtillée, depuis ℥j juſqu'à ℥iv ; le ſyrop, depuis ℥ß juſqu'à ℥ij.

Roſes rouges ; sèches infuſées, depuis ℥ß juſqu'à ʒvj ; dans eau ℔ij ; conſerve, depuis ʒj juſqu'à ʒij ; ſyrop, depuis ℥ß juſqu'à ℥ij.

Safran oriental ; en guiſe de thé.

Safran de Mars apéritif ; depuis Gr. viij juſqu'à Gr. xv & plus.

Safran de Mars aſtringent ; depuis Gr. viij juſqu'à Gr. xx.

Sang de Bouquetin. *Voyez* Bouquetin.

Sang de Dragon ; employé rarement pour l'intérieur, depuis Gr. xij juſqu'à ℈j.

Sanguine. *Voyez* Hématite.

Sanicle : les feuilles fraîches, depuis Mß juſqu'à Mj pour la décoction de ℔ij.

Santal ; le citrin en décoction pour ℔j de liqueur, depuis ℥ß juſqu'à ℥j ; la poudre, depuis Gr. xij juſqu'à ʒß.

Santoline ; les feuilles & fleurs, en guiſe de thé ; la poudre, depuis ℈j juſqu'à ℈ij.

Sapin ; l'écorce, les feuilles, les ſommités & les bourgeons, ſont employés ; mais les bourgeons ſont les plus uſités ; on en met une demi-poignée dans ℔ij de décoction.

Salſepareille ; ℥j pour la décoction de ℔ij.

Saſſafras ; depuis ʒij juſqu'à ℥ß, pour une légère décoction dans ℔j d'eau, ou pour une infuſion de pareille quantité.

Sauge ; en guiſe de thé ; ſon eau diſtillée, depuis ℥ij juſqu'à ℥iv.

Savon médicinal ; depuis Gr. iv juſqu'à ℈j à la fois.

Scabieuſe ; la plante fraîche s'ordonne en décoction, depuis Mß juſqu'à M̄j pour chaque livre de liqueur ; ſon ſuc, depuis ℥ij juſqu'à ℥iv ; ſon eau diſtillée, comme un véhicule.

Scammonée ; depuis Gr. v juſqu'à Gr. xij, mêlée avec quelque correctif.

Scille ; depuis Gr. ij juſqu'à Gr. viij ; ſon vin, depuis ℥ß juſqu'à ℥j pluſieurs fois dans la journée.

Scolopendre. *Voyez* Langue de cerf.

Scordium ; en ſubſtance, depuis ʒß juſqu'à ʒj ; feuilles & ſommités sèches, en infuſion pour chaque livre de liqueur, depuis pug. ij juſqu'à Mß ; ſon eau diſtillée, depuis ℥ij juſqu'à ℥iv.

Scorſonnère ; la racine récente juſqu'à ℥j, pour ℔j de décoction ; ſon eau diſtillée ſert de véhicule.

Scrophulaire ; pour l'uſage extérieur.

Sébeſtes ; n.° iv juſqu'à viij pour ℔j de décoction.

Sèche. *Voyez* Os de Sèche.

Sel d'Angleterre ; depuis Gr. j juſqu'à Gr. viij.

Sel d'Epſom ou purgatif amer, depuis ʒij juſqu'à ℥j & plus, ſuivant la quantité du véhicule.

Sel de Glauber, *idem.*

Sel polichreſte, *idem.*

Sel de Sedlitz, *idem.*

Sel de Seignette, *idem.*

Sel d'abſinthe. *Voyez* Abſinthe.

Sel ammoniac. *Voyez* Ammoniac.

Sel de duobus, Arcanum duplicatum, *ou* Tartre vitriolé, depuis ℈j juſqu'à ℈ij.

Sel de petite Centaurée. *Voyez* Centaurée.

Sel de Genêt. *Voyez* Genêt.

Sel de Mars de rivière, depuis ℈j juſqu'à ℈ij.

Sel de Nitre. *Voyez* Nitre.

Sel de Saturne; proſcrit pour l'intérieur.

Sel ſédatif; depuis Gr. xij juſqu'à ʒß.

Sel de Tartre, depuis Gr. vj juſqu'à Gr. xx pour une doſe.

Sel végétal; depuis ʒß juſqu'à ℥j, ſuivant la quantité de véhicule.

Sel volatil de Corne de cerf. *Voyez* Corne de cerf.

Semence contre les vers. *Voyez* Barbotine.

Semences froides majeures, depuis ʒij juſqu'à ℥ß pour une émulſion.

Semences froides mineures; le double des précédentes.

Senné; depuis ʒß juſqu'à ʒij dans une potion purgative; follicules, le double.

Serpentaire de Virginie, depuis ʒß juſqu'à ʒj en ſubſtance; le double en infuſion; dans liqueur ℥iv.

Simarouba; depuis ℈j juſqu'à ʒj en ſubſtance, pluſieurs fois par jour; le double pour la décoction de ℔j.

Soldanelle, rarement uſitée; les feuilles en ſubſtance, depuis Gr. xij juſqu'à Gr. xxx; les feuilles récentes juſqu'à ℥j, infuſées dans un bouillon.

Sorbe ou Cormier; on peut manger depuis iv juſqu'à xij de ces fruits.

Souchot, en ſubſtance; la racine, depuis ʒß juſqu'à ʒj; le double en infuſion dans eau ℔j.

Soude *ou* Alkali, inuſité; ſon ſel comme celui d'Abſinthe, & les autres ſels lixiviels.

Stécas arabique; les fleurs en guiſe de thé; la poudre juſqu'à ʒß.

Storax calamite, depuis Gr. iv juſqu'à Gr. xv; il eſt plus ſouvent employé extérieurement.

Sublimé corroſif; Gr xij pour ℔ij d'eau diſtillée.

Succin. *Voyez* Karabé.

Sumach; en ſubſtance, depuis ʒß juſqu'à ʒjß; le double dans la décoction de ℔j.

Sureau; fleurs, en guiſe de thé; ſeconde écorce récente, depuis ℥ß juſqu'à ℥jß. dans la décoction de ℔j; ſuc de ſureau, depuis ʒj juſqu'à ʒji.

Syrop d'armoiſe, depuis ʒij juſqu'à ʒvj.

——— d'Épine vinette. *Voyez* Épine vinette.

——— de Guimauve, depuis ℥j juſqu'à ℥ij.

——— Mercurial *ou* de longue vie, depuis ℥ß juſqu'à ℥jß.

——— de Nénuphar. *Voyez* Nénuphar.

——— de Nerprun. *Voyez* Nerprun.

——— d'Œillet. *Voyez* Œillet.

——— de Stécas, depuis ℥ß juſqu'à ℥j.

——— de Diacode, depuis ʒij juſqu'à ʒvj.

——— des Cinq racines; depuis ℥ß juſqu'à ℥jß.

——— de Roſes pâles. *Voyez* Roſes pâles.

——— de grande Conſoude. *Voyez* Conſoude.

——— de Violettes, depuis ℥ß juſqu'à ℥ij.

——— de Tuſſilage, depuis ʒß juſqu'à ʒjß.

——— de Velar *ou* Eryſimum, depuis ʒij juſqu'à ℥ß; ſur ℥iv de liqueur.

Tabouret *ou* Bourſe à Paſteur; feuilles en ſubſtance, depuis ʒß juſqu'à ʒj; sèches en décoction pour ℔j de liqueur, depuis Mß juſqu'à Mj.

Tamarins; depuis ℥j juſqu'à ℥ij, ſur une livre de liqueur en décoction; la pulpe, à une doſe moindre de moitié.

Tanéſie; les ſommités sèches en infuſion dans liqueur ℔j, depuis pug. j juſqu'à pug. ij; le ſuc, depuis ʒj juſqu'à ʒij ou ʒiij.

Teinture de Mars tartariſée, depuis ʒß juſqu'à ʒj dans liqueur ℥jv.

Teinture de ſuccin, depuis gutt. x juſqu'à gutt. xxx.

Térébenthine

Térébenthine cuite, depuis Gr. vj jusqu'à Gr. xij, à plusieurs reprises.

Terre foliée de tartre, depuis Gr. viij jusqu'à ʒj & plus.

Thériaque, depuis Gr. xij jusqu'à ʒß & plus.

Thim; les sommités, en guise de thé.

Thimelée; remède extérieur & vésicatoire.

Tilleul; les fleurs en infusion, pug. j sur ℔j d'eau tiède ou bouillante; l'eau distillée, depuis ℥ij jusqu'à ℥iv.

Thytimale. *Voyez* Catapuce.

Tormentille; racine en substance, depuis ℈ij jusqu'à ʒß; le double de la fraîche, sur ℔j de décoction.

Traînasse. *Voyez* Tabouret.

Trochisque alhandal, depuis Gr. ij jusqu'à Gr. xij.

——— d'Agaric, depuis Gr. viij jusqu'à ʒj, donné seul.

——— de Karabé, depuis Gr. ij jusqu'à ʒß.

Turbith; racine, depuis Gr. x jusqu'à ʒß en substance; le double dans ℔j de décoction.

Turbith minéral, depuis Gr. ß jusqu'à Gr. j, comme altérant; il n'est plus usité comme émétique.

Turquette ou Herniaire; la plante sèche en infusion dans eau ℔ij jusqu'à Mj; en substance, depuis ℈j jusqu'à ℈ij; le suc, depuis ℥j jusqu'à ℥ij.

Valériane sauvage & des jardins; la racine en substance, depuis ʒß jusqu'à ʒjß; sèche en infusion, sur ℔j de liqueur, depuis ʒij jusqu'à ℥ß.

Velar *ou* Tortelle; les feuilles sèches jusqu'à Mß dans ℔j d'infusion; la poudre de la semence en substance, depuis ℈j jusqu'à ℈ij.

Verge d'or; les sommités récentes en infusion, pour ℔j de liqueur jusqu'à Mß.

Véronique; les feuilles sèches, en guise de thé.

Verre d'Antimoine. *Voyez* Antimoine.

F

Verre d'Antimoine ciré, depuis Gr. iv jufqu'à Gr. xij, par gradation.

Vert-de-gris; remède externe; on l'a propofé depuis quelque temps pour l'intérieur.

Verveine; remède externe.

Vitriols; les trois efpèces font des remèdes externes.

Vitriol (Efprit de) peut être employé intérieurement, depuis gutt. x jufqu'à gutt. xx, fur liqueur ℔ij.

Yèble; employé comme le Sureau.

Zédoaire, racine en fubftance, depuis Gr. vj jufqu'à Gr. xv; en infufion fpiritueufe, depuis ʒß jufqu'à ʒj, fur liqueur ℔j.

CHAPITRE III.

Des Formules magiftrales.

Des Tifanes, Décoctions & Infufions. (a)

LE nom de Tifane convient indiftinctement aux décoctions & aux infufions qui fervent de boiffon ordinaire aux malades. Il y a même des boiffons purgatives & fudorifiques, qui, étant ordonnées à plufieurs dofes dans la journée, retiennent le nom de tifane, & font comprifes avec elle dans les formules. La décoction diffère de l'infufion, en ce que l'on fait bouillir les remèdes dans la première, & que dans l'autre on les met dans l'eau au moment de l'ébullition, en retirant le vafe du feu, ou feulement dans l'eau tiède, ou même dans l'eau froide. Cette variété dans les préparations, dépend de la nature du remède, dont les principes font plus ou moins fixes & volatils.

(a) Les Formules marquées par une *, font les plus recommandables.

Tisane commune.

℞. Racine de Chiendent, ratissée, coupée menue & écrasée, ℥iv.
Réglisse séche écrasée & effilée, ℥ij. *(b)*.
Eau commune, ℔xxvj.

Faites bouillir, écumez, & après une demi-heure d'ébullition, retirez le vaisseau du feu; lorsque la liqueur sera déposée, versez-la dans des vaisseaux de grès.

Quand on veut nitrer cette tisane, on met ʒß ou ℈j de nitre, sur une pinte; quand on veut la rendre aigrelette, on ajoute sur trois pintes, esprit de vitriol ou de soufre, gutt. xl, ou une once & plus de vinaigre commun.

Tisane de graine de Lin.

℞. Tisane commune, ℔iv.
Graine de Lin, ʒj, enfermée dans un nouet.
Faites infuser légèrement la graine de Lin pendant un quart-d'heure, à chaud.

Tisane de grande Consoude.

℞. Racine sèche de grande Consoude, coupée & effilée, ʒij, dans ℔iv de tisane commune, à bouillir pendant un quart-d'heure.

Tisane sudorifique, simple.

* ℞. Antimoine crud, préparé & pulvérisé grossièremen. & enfermé dans un nouet, ℥iv.
Racine de Squine & de Salsepareille, $\overline{aa}$ ℥ij.
Raclure de bois de Gayac, concassée, ℥j.
——— de Salsafras, ℥ß.

Faites bouillir dans ℔xij d'eau, réduite à ℔x, ayant soin de ne mettre les bois que sur la fin de l'ébullition.

Tisane vulnéraire.

℞. Espèces vulnéraires ʒjß; versez dessus eau bouillante ℔ij.

(b) Toutes les racines sèches doivent être ainsi préparées, afin que l'eau en prenne mieux la substance.

Tisane astringente.

* ℞. Espèces astringentes ʒij.
Eau bouillante ℔ij.
Syrop de grande Consoude ℥j.

Les tisanes diurétiques & pectorales incisives, les décoctions amères & antinéphrétiques, se feront pareillement avec la dose ci-dessus d'espèces appropriées & d'eau bouillante.

Tisane anti-scorbutique.

* ℞. Racine sèche de Bardane ℥ij.
Réglisse sèche ℥ß.
Faites bouillir dans eau commune ℔xiv réduites à ℔xij.
Versez cette décoction sur
Racines de Raifort sèches ℥iv.
Racines d'Aunées sèches ℥ß.
Feuilles vertes de Cochléaria Mj.
Et à leur place, graine de Cochléaria, ou de Moutarde, ou fleurs de Houblon ʒij.
Ajoutez suc d'Oseille ʒj.

On peut la faire plus simple, en retranchant les racines de Raifort & d'Aunée, le suc d'Oseille & même la Bardane.

Eau de Squine.

℞. Squine coupée menue ʒj.
A bouillir dans eau commune ℔ij.
Pendant un quart-d'heure.

Infusion de Rhubarbe.

℞. Rhubarbe concassée & coupée menue ʒiij.
Faites infuser dans eau bouillante ℔iij.
Pendant deux heures.
Faites ensuite bouillir légèrement pendant sept à huit minutes.

Tisane fébrifuge simple, ou Décoction amère.

℞. Kina ℥vj.

Faites bouillir légèrement dans eau commune ℔viij.

Pendant environ un quart-d'heure au plus; on peut y ajouter ſur chaque pinte une once de ſyrop approprié.

Tiſane de racine de Patience ſauvage.

℞. Racine de Patience sèche & concaſſée. } $\overline{aa}$ ʒvj.
——— d'Aunée. }

Faites bouillir le tout pendant demi-heure dans eau commune ℔x.

Ajoutez, ſur la fin, racine de Régliſſe ℥ß.

Tiſane apéritive.

* ℞. Racines de grande Chelidoine. }
——— d'Aſperges. }
——— de petit Houx. } $\overline{aa}$ ℥jß.
——— de Chardon roland. }

Faites bouillir pendant une heure dans eau commune ℔xij.

Ajoutez, ſur la fin, feuilles de Scolopendre Mj.

Régliſſe. ℥j.

On peut rendre cette tiſane plus apéritive, en y ajoutant le Safran de mars apéritif, ou le Tartre crud, ou tous les deux enſemble, à la doſe de ʒij, à bouillir avec les racines.

On peut auſſi ajouter ſur chaque pinte le ſuc de xxx ou xl Cloportes.

Tiſane béchique adouciſſante.

℞. Sébeſtes. }
Jujubes. }
Figues graſſes. } $\overline{aa}$ n.° vj ℥jß.
Raiſins de Corynthe. }

Faites bouillir pendant une demi-heure, dans ℔xij d'eau commune, réduites à ℔x.

Tisane sudorifique laxative.

℞. Tisane sudorifique, ci-dessus, ℔ij; Séné mondé ℥ß; faites infuser; à donner par verres, toutes les heures.

Des Apozèmes.

L'apozème est une liqueur plus chargée que la tisane, & qui ne se prend point pour boisson ordinaire; on commence à faire une décoction des plantes dont les principes ne peuvent être extraits que par ébullition, & on y ajoute quelquefois des minéraux pendant cette coction; on verse ensuite la décoction sur les plantes, dont les principes sont facilement extraits; on ajoute les plantes volatiles dans la liqueur chaude, & un syrop approprié, ou du miel de Narbonne, & des sels, suivant l'indication.

Apozème tempérant & rafraîchissant.

℞. Racines fraîches d'Oseille. }
——— de Fraisier. } $\bar{a}\bar{a}$ ℥ij.

Ou Racines de Fraisier seules ℥jv.
Faites bouillir dans ℔viij d'eau réduites à ℔vj.
Sur la fin de l'ébullition, ajoutez
Feuilles d'Endive }
——— de Chicorée blanche. } $\bar{a}\bar{a}$ Mß.

Le vaisseau étant retiré du feu, ajoutez
Fleurs de Violettes }
——— de Nénuphar } $\bar{a}\bar{a}$ pug. ij.

Passez la liqueur, & sur chaque pinte ajoutez syrop de Groseille, ou de Berberis, ou de limon ℥j.

Sel de Nitre ℈j.

Quand on ne peut pas avoir les plantes rafraîchissantes, on y substitue une pomme acide coupée par tranches.

Apozème amer.

℞. Espèces amères ℥ß.
Racines fraîches de Patience sauvage, coupées par rouelles ℥ij.

Faites bouillir les racines dans eau commune ℔vij, réduites à vj.

Verſez la décoction bouillante ſur les eſpèces & ſur

feuilles de Bourache } āā Mß.
—— de Chicorée ſauvage }

Ces plantes & les eſpèces étant amorties, coulez la liqueur, & ſur chaque pinte diſſolvez

Sel de Glauber ʒj.

Syrop mercurial ℥ß.

Apozème anti-ſcorbutique.

℞. Tiſane anti-ſcorbutique ci-deſſus, froide ℔ij; ajoutez

Sel ammoniac purifié, Gr. xv.

Sel de Glauber ʒj.

Caſſonade ℥ß.

Apozéme fébrifuge.

* ℞. Quinquina groſſièrement pulvériſé ℥j.

Racines de Gentiane sèches; coupées par tranches ʒj.

Feuilles de Germaudrée } āā ʒj.
—— de Marrube blanc }

Faites bouillir dans eau commune ℔vjß.

Réduites à ℔vj.

Sur la fin de l'ébullition, verſez la liqueur

ſur ſommités de petite Centaurée } āā ʒj.
& d'Abſynthe }

Ajoutez ſur chaque pinte, Sel d'Ebſom ʒj.

Syrop mercurial ℥j.

Apozème fébrifuge purgatif.

* ℞. Apozème fébrifuge ci-deſſus ℔ij.

Ajoutez Sel d'Ebſom ℥j.

Syrop de pommes compoſé ℥j.

Apozème apéritif.

* ℞. Tiſane apéritive chaude ℔ij.

Faites infuser baies de Coquerets, n.° vj.
Ajoutez à la colature feuilles de Cresson Mß.
Nitre purifié Gr. x.
Sel de Glauber ʒj.
Syrop des cinq racines apéritives ℥j.

Apozème pectoral.

℞. Tisane béchique adoucissante ℔iv.
Faites bouillir avec feuilles de Pulmonaire, Mß.
Versez la liqueur bouillante sur herbes Capillaires, Mß.
Fleurs de Tussilage }
——— de Coquelicot } $\bar{a}\bar{a}$ pug. j.
——— de Pied de chat }

Ajoutez, suivant l'indication,
Syrop de Guimauve ou d'Erysimum ℥j.

Apozème altérant, commun.

℞. Feuilles de Bourache }
——— de Buglosse }
——— de Chicorée sauvage } $\bar{a}\bar{a}$ Mij.
——— de Scolopendre }

Faites bouillir légèrement dans eau commune ℔viij.
Exprimez la liqueur, & sur chaque livre, ajoutez
Syrop violat ℥j.
Sel d'Ebsom, ou de Glauber, ou de Duobus ʒß.

Des Potions.

On entend par Potions, des liqueurs à prendre en une fois ou par cuillerées, & rarement par verres, qui sont composées de substances plus actives, ou dont les principes sont plus resserrés que dans les Apozèmes. Les unes sont purgatives, & les autres altérantes; c'est sous ces deux titres qu'elles seront décrites ici.

Potions

Potions purgatives.

Table des Matières à infuſer pour les Potions purgatives ſimples.

		SÉNÉ.	SEL PURGATIF, AMER.	TISANE SIMPLE.
℞	Pour une potion...	ʒij......	ʒij......	℥vij.
	Pour deux.......	℥ß.....	℥ß......	℥xiv.
	Pour quatre......	℥j......	℥j......	℥xxviij.
	Pour huit.......	℥ij......	℥ij......	℔iijß.

Faites infuſer pendant ſix heures, ſuivant les proportions ci-deſſus, dans la tiſane; puis donnez une ébullition; coulez & exprimez. Cette liqueur ſera réſervée pour en employer ſix à ſept onces pour chaque potion purgative ordinaire, à laquelle on ajoutera d'autres drogues, ſuivant l'exigence.

Potion purgative, compoſée pour une doſe.

℞. Infuſion purgative ſimple ci-deſſus ℥vj.
Diaphénic ʒj.
Syrop mercurial ℥ß.

Potion purgative douce, avec Rhubarbe.

℞. Infuſion purgative ſimple ℥vj.
Rhubarbe en poudre Gr. xv.
Catholicum double ℥j.
Pour une doſe.

Potion purgative douce, avec Manne.

℞. Infuſion purgative ſimple ℥vj
Manne ℥ij.

Potion purgative, avec Catholicum double & Manne, dans le cours de ventre.

℞. Infuſion purgative ſimple ℥iv.
Tiſane aſtringente ℥ij.
Faites fondre Manne ℥ij.
Catholicum double ℥j.
Pour une doſe.
Dans la dyſſenterie, on y délaie poudre d'Ipécacuanha, depuis Gr. vj juſqu'à Gr. xx.

Eau de Caſſe ſimple.

℞. Caſſe tirée des bâtons ℥ij.
Faites-la bouillir dans tiſane commune ℔ij.
Avec infuſion purgative ſimple ℥vj.
Faites réduire à ℔ij.
Pour boire en quatre verres.

Eau de Caſſe compoſée.

℞. Racines sèches de Polypode ʒiij.
Caſſe tirée des bâtons ℥ij.
Lénitif fin ℥j.
Faites bouillir le tout dans ℔j d'infuſion purgative, & de tiſane commune ℔jß juſqu'à réduction de ℔ij.
Diſſolvez Sel d'ebſom ℥j.
Ajoutez Syrop mercurial ℥j.
A prendre par verres, d'heure en heure.

Eau de Rhubarbe, compoſée.

℞. Racines vertes de Patience ſauvage ℥jß.
Régliſſe sèche ℥j.
Faites bouillir dans eau commune ℔v, réduites à ℔iv.
Ajoutez Rhubarbe coupée menue ʒij.
Nitre fixé par le Tartre ℈ij.

Laissez infuser le tout à chaud pendant douze heures; passez ensuite la liqueur pour deux doses, d'une pinte chacune; à prendre en deux jours, verre par verre.

Potion purgative pour la gale.

* ℞. Infusion purgative simple ℥vj.
Confection hamec ʒiv.
Syrop de Nerprun ʒvj.
Pour une dose.

Potion purgative, ordinaire.

℞. Infusion purgative, simple ℥vjß.
Poudre de Jalap Gr. xviij.
Miel mercurial ℥ß.
Pour une dose.

Potion hydragogue.

℞. Infusion purgative, simple ℥vj.
Manne ℥ß.
Ajoutez à la colature, Poudre cornachine Gr. xij.
Syrop de Nerprun ℥j.
Pour une dose.

Potion émétique.

* ℞. Eau commune ℔ij.
Faites-y fondre Sel végétal ʒij.
Tartre stibié Gr. iv.
A prendre par verres.

Potion cordiale, émétique.

℞. Eau distillée de Scordium } āā ℥iv.
——— de Menthe }
Eau de Canelle spiritueuse ʒij.
Dissolvez Tartre stibié Gr. iv.

Ou Vin émétique ℥ij.
Ajoutez Miel mercurial ℥j.
A prendre en deux, ou trois, ou quatre doſes, ſuivant l'effet.

Potion purgative dans le flux de ventre ſanguin & ſéreux.

* ℞. Feuilles de Plantain Mj.
Faites bouillir dans eau commune ℥viij.
Qu'on fera réduire à ℥vj.
Diſſolvez dans la colature, Manne ℥jß.
Syrop magiſtral ℥j.
Poudre d'Ipécacuanha Gr. iv.

Caſſe avec Manne.

℞. Caſſe ℥jß.
Faites bouillir dans eau commune ℥viij.
Réduiſez à ℥vj.
Diſſolvez dans la colature, Manne ℥ij.

Potion purgative dans la colique des Peintres.

* ℞. Infuſion purgative ſimple ℥vj.
Diaphénic ℥ß.
Syrop de Nerprun ℥jß.
Jalap en poudre Gr. xv.
Pour une doſe.

Potion purgative huileuſe.

℞. Manne ℥ij.
Faites délayer dans eau commune ℥iv.
Ajoutez Huile d'Amandes douces ℥ij.
Pour une priſe.

Potion purgative dans l'aſthme.

℞. Miel de Narbonne ℥j.

Délayez dans eau chaude ℔j.

Diſſolvez dans cinq onces de cette liqueur, Manne ℥ij.

Nitre purifié ℈j.

Kermès minéral. Gr. ij ou iij.

Potion purgative, dite Tiſane royale.

℞. Racine de Patience ſauvage ou Parelle ℥jß.

—— de Polypode
—— de Chicorée ſauvage } āā ℥j.
Sel d'Ebſom

Faites bouillir le tout dans eau commune ℔iv, réduites à ℔iij.

Ajoutez ſur la fin, Séné mondé ʒvj.

Semences d'Anis ʒj.

Régliſſe ʒj.

Un Citron coupé par tranches.

Retirez auſſi-tôt la liqueur, & paſſez-la ; à prendre en trois ou quatre verres.

Potion purgative blanche, ou Émulſion purgative.

℞. Réſine de Jalap ou Diagrède Gr. viij.

Broyez dans un mortier de marbre avec un jaune d'œuf;

Ajoutez lait d'amandes ℥vj.

Syrop de Guimauve ℥j.

Eau de fleurs d'oranges ſ. q.

Pour aromatiſer.

Potions altérantes.

Potion cordiale.

℞. Eau diſtillée de Menthe ℥vj.

Confection d'Hyacinthe. ʒj.

Syrop d'Œillets ℥j.

On peut y ajouter Lilium de *Paracelſe* gutt. vj, ou viij ou xv, ou Eſprit volatil de Sel ammoniac, pareille doſe, à prendre par cuillerées.

Potion diaphorétique.

℞. Eau diſtillée de Chardon bénit } *aa* ℥iij.
—— de Scabieuſe }
Eſprit volatil aromatique huileux, gutt. x ou xij.
A prendre par cuillerées, d'heure en heure.

Potion contre les hémopthyſies.

* ℞. Eau diſtillée de feuilles de Plantain, ou plutôt le ſuc ou la décoction de ces feuilles ℥j.
Ajoutez Cachou } *aa* ℈j.
Succin préparé }
Sang Dragon ʒß.
Eau de Rabel gutt. xx.
Syrop de Roſes sèches, ou de grande Conſoude ℥j.
A prendre par cuillerées, toutes les deux heures.

Potion anti-dyſſentérique.

* ℞. Eau diſtillée de Plantain, ou plutôt le ſuc ou la décoction des feuilles ℥vij.
Poudre de Simarouba ℈j.
Diaſcordium ʒj.
Syrop de grande Conſoude ℥j.
A prendre par cuillerées.

Potion fébrifuge.

℞. Vin rouge & Eau-de-vie *aa* ℥jß.
Kina en poudre très-fine ʒij.
Mêlez le tout pour une priſe ou deux, ſelon la force du malade & l'indication.

Potion béchique & huileuſe, ſimple.

℞. Infuſion des Eſpèces pectorales ℥iv.

Huile d'amandes douces } $\overline{aa}$ ℥j.
Syrop de Guimauve }

A prendre par cuillerées; on peut y ajouter Kermès minéral, depuis Gr. j jusqu'à Gr. iv.

Potion béchique, huileuse, anodine.

* ℞. Infusion des Espèces pectorales ℥iv.
Huile d'Amandes douces ℥j.
Syrop diacode ʒvj.
A prendre par cuillerées, d'heure en heure.

Potion anti-pleurétique.

℞. Des quatre Eaux pleurétiques ℥iv.
Suc dépuré de Bourrache ℥ij.
Syrop de Coquelicot ℥j.
A prendre en deux fois.

Potion huileuse, diurétique.

* ℞. Infusion des Espèces diurétiques ℥v.
Nitre purifié Gr. vj.
Cassonade ℥ß.
Huile d'amandes douces ℥j.
Esprit de Nitre dulcifié gutt. xij.

Potion stomachique & carminative.

℞. Infusion des Espèces stomachiques & carminatives ℥vj.
Confection Hyacinthe ʒj.
Cassonade ʒvj.
Eau de Canelle orgée ʒij.

Potion vermifuge.

℞. Semen contra ʒj.
Coraline de Corse ʒß.

Suc de Citron ℥ß.

Mêlez dans tisane simple acidulée ℥iv.

Potion absorbante.

℞. Eau de Bourrache —— de Buglosse	} āā ℥ij.
Yeux d'Écrévisses Corail préparé	} āā ʒß.

Syrop de Guimauve ℥j.

A prendre par cuillerées.

Potion anti-spasmodique.

℞. Eau distillée de Tilleul ℥iv.

Eau de Canelle orgée ʒj.

Syrop de Stoecas ℥j.

Liqueur minérale anodine d'Hoffmam ʒß.

Mêlez ; à prendre par cuillerées.

Potion apéritive de rivière.

* ℞. Extrait de Houblon Sel d'Absinthe	} āā Gr. xij.

Sel de Mars de rivière Gr. iij.

Faites dissoudre dans Suc de Cerfeuil clarifié ℥iv.

Pour une dose.

Potion contre le vomissement.

* ℞. Eau de Menthe distillée ℥ij.

Eau de Canelle orgée ʒij.

Suc de Citron ℥j.

Laudanum liquide de Sydenham gutt. xx.

A prendre par cuillerées.

Loochs, Juleps, Mixtures.

Le Looch est une composition qui par sa consistance tient le milieu entre l'Électuaire & l'Opiat, & qui est fait avec des Syrops

Syrops mêlés avec des Huiles & des Mucilages, auxquels on ajoute des Poudres, & ſuivant l'exigence, à prendre par cuillerées. La mixture eſt faite avec les Teintures ſpiritueuſes, les Eaux diſtillées, les Élixirs, les Huiles aromatiques, les Sels volatils, en petites doſes, & en manière de liqueur. Le Julep eſt plus agréable, parce qu'on y joint quelque Syrop. On le fait avec des Eaux diſtillées & des infuſions ou décoctions de plantes, auxquelles on ajoute le Syrop, &c.

Looch commun.

* ℞. Huile d'amandes douces ℥ij.
Syrop de Guimauve ou de Tuſſilage ℥j.
A prendre par cuillerées.
On peut y ajouter, ſuivant le beſoin, Syrop de Diacode ℥ß.

Looch anti-aſthmatique.

* ℞. Oximel ſcillitique ℥jß.
Eau de Canelle orgée ʒij.
Syrop d'Eryſimum, ou de Marrube, ou de Lierre terreſtre, ℥j.
A prendre par cuillerées.

Looch aſtringent.

℞. Eau de Plantain, ou la décoction des feuilles ℥iij.
Mucilage de Pſyllium, extrait dans l'eau de Roſes ℥ij.
Alun de Roche purifié ℈j.
Syrop de grande Conſoude } āā ℥ij.
——— de Roſes rouges }
A prendre par cuillerées.

Julep anodin.

℞. Eau diſtillée de Laitue } āā ℥iij.
——— d'Endive }
Syrop de Diacode ℥j.
Ou Laudanum liquide gutt. xij.

A prendre en deux ou trois fois, de quatre en quatre heures.

Julep anti-dyssenterique.

℞. Eau de Plantain } āā ℥ij.
——— de Roses }

Teinture de Cachou gutt. xx.

Huile d'amandes douces } āā ℥j.
Syrop de Diacode }

A prendre de quatre en quatre heures, en deux ou trois fois.

Julep diurétique.

* ℞. Eau distillée de Pariétaire ℥viij.

Syrop de Capillaires ℥jß.

Esprit de Nitre dulcifié *ad gratam aciditatem*, ou gutt. xv.

Mixture céphalique.

℞. Eau de fleurs d'Oranges cochl. j.

Esprit de Sel ammoniac, depuis gutt. x, jusqu'à gutt. xv.

Pour une dose.

Mixture anodine.

℞. Eau distillée de Nénuphar } āā ℥ij.
——— de Lys }

Laudanum liquide gutt. xl.

A prendre en quatre fois, de deux en deux heures.

Des Émulsions.

L'Émulsion est une liqueur blanche comme du lait, formée par le mélange de quelques substances qui contiennent un mucilage & une huile non combinée avec l'eau; de sorte que le mucilage étend & y soutient l'huile, ce qui trouble cette liqueur, & lui donne la couleur émulsive. La plupart des graines & des femences; toutes les gommes-réfines & les fucs gommo-réfineux, le blanc d'œuf, font autant de matières émulfives.

Émulfion fimple.

℞. Des quatre Semences froides majeures ʒiv.
Graine de pavot blanc ʒij.
Amandes douces n.° xij.
Eau ℔ij.
Caffonade ℥j ou ij.
Nitre purifié G. xij.
Ou plus, felon le befoin.
Faites une Émulfion. f. a.

Émulfion narcotique.

℞. Émulfion fimple ℥viij.
Diffolvez Opium Gr. j.
Ou ajoutez Syrop de Diacode ℥ß ou ʒvj.

Émulfion aftringente.

℞. Émulfion fimple ℥viij.
Diffolvez Cachou brut Gr. x.

Des Bouillons médicinaux.

Ces Bouillons font des décoctions à lente ébullition de matières animales avec différentes plantes, auxquelles on ajoute les poudres, fucs, ou autres remèdes appropriés.

Bouillons altérans.

℞. Feuilles de Bourrache }
——— de Bugloffe } āā Mj.
——— de Chicorée fauvage }
——— de Piffenlit }
Rouelle de veau ℔ß.
Eau de rivière ℔jß, réduite à un bouillon. On peut y ajouter Sel d'Ebfom ʒj ou ʒij.

Bouillon apéritif.

* ℞. Racine de Patience ſauvage sèche ℥ß.
——— de grande Chélidoine ʒij.
Feuilles de Scolopendre } *āā* Mß.
——— de Cerfeuil }
Veau ℔ß.
Eau ℔j, réduite à un bouillon

Après l'avoir exprimé, ajoutez ſuc de Cloportes, depuis ʒij jusqu'à ℥ß; Tartre martial, ou Tartre vitriolé, ou Crême de Tartre, ou Sel végétal ʒß *(a)*.

Bouillon pectoral.

* ℞. La moitié d'un mou de veau, } coupés par morceaux
Un Choux pomme rouge, }
Pulmonaire tachée Mj.

Faites cuire doucement avec eau ℔iij, pour deux bouillons d'une livre chacun.

Ajoutez à l'expreſſion, ſucre ℥ß.

Bouillon d'Écreviſſes.

℞. Écreviſſes lavées dans l'eau chaude n.° vj.
Pilez-les toutes vives, & faites-les cuire pendant trois heures dans ℔iij d'eau de veau.
Ajoutez ſur la fin
Racine de Bardane ℥j.
Paſſez, & partagez en deux bouillons.

Bouillon de Vipère.

* ℞. Vipère vivante
Coupez tête & queue.
Écorchez & videz, en laiſſant le cœur & le foie.

(a) Ces Bouillons doivent ſervir de modèles pour les autres qui ſe font avec les plantes.

Coupez-la par tranches & mettez dans un pot de terre verniſſé rempli d'eau commune ℔ij; couvrez & lutez le couvercle.

Faites bouillir pendant trois heures au bain-marie.

A donner en deux priſes.

Bouillon de Tortue.

* ℞. Poulet écorché
Tortue tirée de ſa coquille } Coupez tête, queue & pattes.

Faites bouillir pendant quatre heures avec ℔jß d'eau, dans un pot de terre verniſſé; ajoutez ſur la fin, Feuilles de Bourrache & de Chicorée ſauvage, $\overline{aa}$ Mß.

Bouillon de Colimaçons & de Grenouilles.

* ℞. Colimaçons tirés de leurs coquilles n.° xij.
Lavez dans l'eau bouillante.
Pattes de Grenouilles n.° x.
Mêlez avec Feuilles de Laitue ou d'Endive, Mj.
Faites bouillir au bain-marie avec ℔jß d'eau, dans un pot de terre verniſſé & luté, juſqu'à conſiſtance de bouillon.

Des Sucs d'Herbes.

On extrait le ſuc des plantes récentes, ſoit pour les donner ſous cette forme, ſoit pour en tirer le ſel eſſentiel, ſoit pour faire des Syrops & des Extraits. On pile la plante dans un mortier de marbre, on exprime enſuite; la liqueur eſt trouble, on la clarifie.

La manière de faire cette extraction diffère, ſelon la nature des plantes. Les unes fourniſſenr ſi peu de ſuc, qu'en les pilant, il faut y ajouter un peu d'eau; les autres ont tant de mucilage épais, que pour le délayer il faut faire la même addition.

Le ſuc d'une plante eſt la collection de ſes principes prochains ſolubles dans l'eau, tels que le ſavon végétal extractif, la ſubſtance mucilagineuſe, le principe odorant, toutes les parties ſalines qui reſtent diſſoutes dans l'eau de végétation. Outre cela, il retient une portion de la résine & de la partie colorante verte de la plante qui n'est qu'interposée, mais qui tient cependant assez fortement, pour qu'elle ne s'en sépare pas par la filtration.

Les sucs acides & peu mucilagineux, se clarifient par le seul repos ou la résidence, & par une légère chaleur. Tous les autres qui n'ont subi que cette voie, se nomment dépurés. Les sucs des plantes qui contiennent des principes volatils salins, se clarifient par la seule immersion du vase dans l'eau bouillante, & l'on conserve ces principes dans lesquels réside leur vertu, en tenant ce vase fermé.

La fermentation est un autre moyen de clarification, mais elle a des inconvéniens qui l'ont fait abandonner.

La voie la plus ordinaire est de faire bouillir les sucs qui ont beaucoup de mucilage, avec un blanc d'œuf qui s'unit avec les parties mucilagineuses, résineuses & terreuses, ou d'en faire une décoction avec la Crême de Tartre.

Sucs anti-scorbutiques.

* ℞. Feuilles vertes de Cresson
—— de Cochléaria
—— de Beccabunga
} *āā* quantité suffisante & égale.

Pour faire sept à huit onces de suc, dont la dose est de ℥ij ou ℥iij, soir & matin, en ajoutant à chaque dose, Syrop anti-scorbutique ℥ß.

Autres.

℞. Feuilles vertes de Cerfeuil
—— de Cochléaria
—— de Fumeterre
} *āā* quantité égale.

Pour extraire douze onzes de suc.

Ajoutez après la clarification, Sel de Glauber ou Terre foliée de Tartre, ʒj, à prendre en trois doses, toutes les quatre heures.

Sucs apéritifs.

* ℞. Feuilles vertes de Chicorée
—— d'Ache
} *āā* Mjß.

Mêlez à ces herbes hachées Suc de Cloportes écrasées ℥ß.
Safran de Mars apéritif ʒj.
Faites digérer pendant la nuit, tirez ensuite le suc.
Pour deux doses.

Sucs astringens.

* ℞. Ortie grièche q. s. pour ℥iv de suc.
Dépurez.
Ajoutez Syrop de Roses sèches ʒvj.
Pour une dose.

Autres.

℞. Feuilles d'Ortie & de Plantain q. s. pour ℥iv de suc.
Dépurez.
Ajoutez Sang-Dragon ℈j.
Alun crud Gr. vj.

Des Extraits, Tablettes, Mucilages, Conserves, Miels.

Ces préparations peuvent bien se faire tout de suite, au gré du Médecin; mais celles dont on se sert ordinairement sont officinales, & on les trouve toujours toutes prêtes.

Vins magistraux.

Ces préparations sont celles qui se font sur le champ, au gré du Médecin; ce sont des Infusions & des Décoctions des différentes substances médicamenteuses, avec le vin rouge & le blanc.

Vin de Quinquina, simple.

℞. Kina grossièrement pulvérisé ℥ij.
Vin rouge ℔ij.

Faites infuser pendant trente ou quarante heures dans un vase bien bouché.

La dose est de ℥ij ou ℥iij, plusieurs fois par jour.

Vin de Quinquina, composé.

* ℞. Kina ℥ß.

Serpentaire de Virginie ʒij.
Feuilles d'Abſinthe vertes Mj.
Vin rouge ℔ij.
Faites infuſer pendant la nuit.
La doſe eſt de ℥j ou ℥ij.

ou

℞. Kina ʒvj.
Caſſia lignea ʒij.
Sel de Tartre ʒj.
Vin blanc ℔ij.
Faites infuſer pendant la nuit.
La doſe eſt depuis ℥ij jusqu'à ℥iv.

Vin tonique ou ſtomachique.

* ℞. Kina ℥j.
Racine d'Aunée ℥ß.
Sommités de petite Abſinthe Mß.
Limaille d'acier dans un nouet ℥j.
Sel de Tartre ʒj.
Faites infuſer pendant ſoixante-douze heures dans vin blanc ℔ij.
Doſe, ℥ij juſqu'à ℥iv.

Vin apéritif.

* ℞. Iris de Florence ℥ij
Racine d'Aunée } *ãã* ℥ß.
——— de Scille }
Écorce moyenne de Sureau ℥jß.
Feuilles de Séné ℥ij.
Faites infuſer pendant quarante-huit heures dans quatre livres de vin blanc.
La doſe eſt depuis ℥iij juſqu'à ℥iv, le matin.

Vin diurétique.

℞. Sel lixiviel d'Abſinthe ou de Genêt ℈ij.
Diſſolvez dans vin blanc ℔j.
A prendre en trois ou quatre doſes, dans la journée.

Vin

Vin aromatique pour l'extérieur.

* ℞. Racine d'Ariſtoloche ronde ℥j.

Feuilles de Romarin ——— de Bugle ——— d'Aigremoine	} āā Mj.
Roſes rouges Sommités de Millepertuis	} āā Mß.

Faites bouillir dans une livre & demie de vin blanc, réduite à ℔ j

On peut ajouter à la colature

Teinture de Myrrhe ——— d'Aloès	} āā ʒj.

Des Hydromels.

L'Hydromel ſimple donnera l'idée de cette eſpèce de compoſition.

Hydromel ſimple.

℞. Miel de Narbonne ℥ij.

Faites bouillir dans eau commune ℔iv, juſqu'à ce qu'il ſoit bien écumé.

Hydromel pectoral, adouciſſant.

℞. Hydromel ſimple ℔iij.

Faites bouillir avec Raiſins de Damas ſecs ℥ij.

Orge mondé Mß.

Hydromel pectoral, inciſif.

* ℞. Orge mondé, ℥ß.

Racine d'Aunée Iris de Florence	} āā ʒj.
Feuilles de Tuſſilage ——— de Velar	} āā Mj.

Semences d'Anis ʒj.

Faites bouillir dans eau ℔iij réduites à ℔ij.

Ajoutez Miel de Narbonne, ℥ij.

Faites cuire le tout, juſqu'à ce que la liqueur ſoit écumée.

Hydromel pectoral, vulnéraire.

℞. Miel de Narbonne ℥ij.
Faites bouillir dans eau ℔v réduites à ℔iv.
Et écumez.
Ajoutez ſur la fin Feuilles de Lierre terreſtre Mj.

Des Teintures magiſtrales.

La Teinture eſt une liqueur ſpiritueuſe dans laquelle les ſubſtances réſineuſes & gommo-réſineuſes ſont en diſſolution. La plupart des remèdes qui portent ce nom, ſont officinaux, comme on a pu le voir dans la Table alphabétique & dans les Claſſes ci-deſſus.

Teinture ſtomachique.

℞. Racine de Gentiane } *āā* ℥ij.
Écorce sèche de Citron }
Faites infuſer, au bain de ſable, dans un vaſe bien clos, pendant quarante-deux heures, dans ℔j d'eſprit-de-vin. On donne depuis gutt. xij, juſqu'à gutt. xx, de la colature dans vin ℥ij.

Teinture aſtringente.

℞. Roſes rouges, depuis ℥ß, juſqu'à ℥j.
Faites infuſer dans eſprit-de-vin ℔ij.
Ajoutez Sang-Dragon ℥ß.
Après une infuſion de vingt-quatre heures, paſſez la liqueur.
La doſe eſt depuis gutt. xv, juſqu'à gutt. xxx, dans un véhicule aqueux ou vineux.

Des Poudres.

La plupart des ſubſtances médicamenteuſes des trois règnes, peuvent ſe réduire en poudre, être mêlées enſemble par ce moyen, pour former des remèdes, tant officinaux, que magiſtraux, ſous cette forme, & pour être d'ailleurs pris ſous différentes autres, tant liquides, que sèches, &c.

Poudre abſorbante.

℞. Corail rouge, yeux d'Écréviſſes āā ℥j.
Magnéſie ℥ß.

Mêlez le tout & réduiſez en poudre.

La doſe eſt depuis Gr. xij juſqu'à ʒß, à prendre dans un véhicule aqueux, ou en bol.

Poudre d'Arum ou apéritive.

* ℞. Racine d'Arum ℥ij.
——— de Calamus aromaticus ℥j.
Canelle } āā ℥ß.
Coquilles d'œufs }

Faites du tout une poudre très-fine, à laquelle vous joindrez,
Tartre vitriolé ʒij.

La doſe eſt depuis ʒß, juſqu'à ʒj.

On peut ajouter à chaque doſe, Safran de Mars apéritif, depuis Gr. xv, juſqu'à Gr. xx.

Poudre tempérante.

* ℞. Nitre purifié Gr. x.
Camphre Gr. vj.

Mêlez, pour une doſe.

Poudre anti-ſpaſmodique.

* ℞. Nitre purifié ℥iij.
Tartre vitriolé ℥ij.
Cinabre factice ʒj.

Triturez les ſels en poudre; ajoutez le Cinabre, juſqu'à ce que la poudre ait pris une couleur rouge.

La doſe eſt depuis Gr. xij, juſqu'à ℈j.

Poudre aſtringente.

* ℞. Racines de Tormentille } āā ʒß.
——— de Biſtorte }

Semences de Talictron
——— d'Épine vinette
Fruits de Sumach
Fleurs sèches de Roses rouges } *aa* ʒij.

Sang-Dragon, ʒiij.

Corail rouge
Cachou
Mastic
Succin jaune } *aa* ʒjß.

La dose est depuis Gr. x, jusqu'à ʒß.

Poudre purgative.

℞. Séné & Rhubarbe en poudre, *aa* ℥j.
Jalap ʒij.
Diagrède ʒj.
Crême de Tartre ℥j.
Semences d'Anis ʒj.

La dose est depuis Gr. xv, jusqu'à ℈ij.

Poudre hydragogue.

℞. Semences d'Hyèble
Racine de Jalap } *aa* ℥j.
Turbith
Canelle & Macis } *aa* ʒß.
Sel végétal ℥j.

La dose est depuis Gr. xviij, jusqu'à ℈ij.

Poudre purgative contre la goutte.

℞. Séné
Salsepareille } *aa* ℥ß.
Semences de Chardon bénit
——— de Cartame } *aa* ℥ij.
Rhubarbe
Scammonée
Canelle } *aa* ʒj.

La dose est de ʒj, infusé pendant vingt-quatre heures dans un verre de vin blanc.

Poudre apéritive & stomachique contre l'ictère.

* ℞. Rhubarbe en poudre ʒj.
Safran de Mars apéritif ʒjß.
Cassia lignea ʒj.
La dose est de ℈j.

Poudre contre les vers.

* ℞. Coralline de Corse } āā ℥ß.
Semences de Barbotine }
Mercure doux ℈ij
La dose est depuis Gr. vj, jusqu'à ℈j.

Des Bols.

Les Bols sont des préparations magistrales qui se font sur le champ, dont la forme est plus molle que celle des pilules, & qui ne diffèrent de celles-ci que parce qu'on n'en prépare pas une aussi grande quantité à conserver. Ils sont composés de substances des trois règnes, incorporées avec suffisante quantité d'Extraits, de Conserves, de Syrops, d'Électuaires & d'Opiats, &c.

Bol fondant.

* ℞. Panacée mercurielle Gr. iv.
Tartre martial Gr. xx.
Syrop des cinq Racines apéritives, s. q. pour une dose.

Bol fondant, purgatif.

* ℞. Mercure doux } āā Gr. x.
Jalap }
Scammonée Gr. vj.

Bol anodin.

℞. Confection Hyacinthe ℈j.

Nitre purifié Gr. iv.
Opium Gr. j.

Bol anti-dyssentérique.

* ℞. Diascordium Gr. xx.
Cachou brut } $\bar{a}\bar{a}$ Gr. vj.
Corail rouge préparé

Bol purgatif de Tribus.

℞. Mercure doux Gr. x.
Poudre *de Tribus* ou Cornachine } $\bar{a}\bar{a}$ Gr. xviij.
Jalap en poudre
Syrop de Nerprun q. s.

Bol vermifuge.

* ℞. Æthiops minéral ℈j.
Semences de Barbotine Gr. xij.
Aloès soccotrin Gr. ij.
Huile essentielle d'Absynthe, gutt. iij
Miel commun, s. q.

Bol hydragogue.

℞. Aloès soccotrin Gr. xv.
Gomme-gutte Gr. ij.
Mercure doux Gr. vj.
Diagrède Gr. viij.
Huile essentielle de Genièvre gutt. viij.
Syrop de Nerprun q. s.

Bol anti-asthmatique.

℞. Soufre lavé ʒiij.
Fleurs de Benjoin ʒß.
Sel volatil de Succin ʒij.
Gomme ammoniaque ℥ß.
Conserve d'Aunée s. q.
Pour Bols xxxvj, à prendre un par jour.

Bol apéritif.

℞. Gomme ammoniaque } āā Gr. xij.
Safran de Mars apéritif }
Sel de Glauber Gr. xv.
Mercure doux Gr. vj.
Syrop des cinq Racines apéritives ſ. q.
A prendre en trois ou quatre doſes.

Bol fébrifuge.

℞. Kina pulvériſé ℈j.
Nitre purifié Gr. vj.
Syrop d'abſynthe q. ſ. doſe à prendre pluſieurs fois par jour.

Bol ſtomachique.

℞. Poudre des eſpèces amères ℈j.
Æthiops martial Gr. vj.
Élixir de propriété gutt. ij.
Extrait de Genièvre q. ſ.
Pour deux doſes.

Bol béchique, inciſif.

℞. Beurre de Cacao Gr. xij.
Safran oriental Gr. ij.
Scille préparé, Gr. iv, ou Kermès minéral, Gr. j.
Syrop de Guimauve q. ſ.

Bol aſtringent dans la gonorrhée.

℞. Baume de Copahu gutt. xij.
Sucre q. ſ.

Bol de Térébenthine.

℞. Térébenthine } āā Gr. xviij.
Savon blanc }
Caſſonade q. ſ.
Roulez dans la poudre de Régliſſe.

Pilules.

Les Pilules ont la même compoſition que les Bols; mais elles ont une consistance plus ferme, & on en prépare une plus grande quantité, pour conserver & prendre pendant un certain temps.

Pilules anti-dyssentériques.

℞. Ipécacuanha en poudre ʒj.
Thériaque, ʒijß, pour former quarante-huit Pilules, à prendre quatre par jour.

Pilules purgatives stomachiques.

* ℞. Aloès soccotrin ℥j.
Turbith, ʒij.
Rhubarbe } āā ʒj.
Jalap
Tartre soluble ʒj.
Canelle ʒß.
Élixir de propriété gutt. x.
Extrait de Gentiane s. q.

Pour une masse, la dose est de quatre, jusqu'à huit grains, à prendre deux à trois fois par jour : on continue plusieurs jours de suite, quand il s'agit seulement de fortifier l'estomac. Si on veut les rendre purgatives, on en prend depuis ℈j, jusqu'à ʒj, deux jours de suite.

Pilules hydragogues.

* ℞. Elaterium ou Suc de Concombre sauvage } āā ʒij.
Gomme-gutte
Tartre martial soluble
Jalap } āā ʒiij.
Gomme ammoniaque
Extrait panchimagogue } āā ʒj.
Trochiques alhandal
Canelle pulvérisée ʒjß.
Syrop de Nerprun q. s.

Pour une masse de Pilules : la dose, depuis ʒß, jusqu'à ℈ij.

Pilules

Pilules ictériques.

* ℞. Graine d'Aquilegia ou d'Ancolie pulvérisée ʒvj.
Savon pur ℥jß.
Safran de Mars apéritif ʒß.
Sel d'Ebsom ʒiij.
Faites une masse, dont la dose sera depuis ℈j, jusqu'à ℈ij.

Pilules diurétiques.

℞. Écorces de fèves de marais ℥ij,
Nitre purifié ʒvj.
Sel volatil de Succin ℥ij.
Térébenthine q. s.
Faites une masse, dont la dose est depuis Gr. xv, jusqu'à ʒß, deux ou trois fois par jour.

Pilules calibées.

* ℞. Æthiops martial ℥j.
Canelle en poudre } āā ʒj.
Extrait de petite Centaurée } āā ʒj.
Miel commun q. s.
Faites une masse, dont on donnera depuis Gr. xviij, jusqu'à ℈ij.

Pilules astringentes dans la gonorrhée.

* ℞. Corail rouge préparé } āā ʒj.
Sang - Dragon } āā ʒj.
Cachou } āā ʒß.
Succin préparé } āā ʒß.
Baume de Copahu } āā ʒß.

Pilules anti-spasmodiques.

℞. Succin préparé Gr. viij.
Poudre de guttete Gr. xij.
Safran oriental Gr. iij.
Miel commun q. s. pour une dose,

Pilules apéritives dans les obstructions du foie.

* ℞. Savon d'Alicanthe ℥ij.
Safran de Mars apéritif } $\overline{aa}$ ℥ij
Gomme adraganth }
Faites des pilules de Gr. viij.
La dose est deux ou trois pilules, à prendre plusieurs fois dans le jour.

Pilules de Ricin.

℞. Ricin mondé & tiré de son écorce ℥ij.
Canelle ℥ß.
Agaric } $\overline{aa}$ ℥j.
Iris de Florence }
Mercure doux ʒij.
Crême de Tartre ℥ij.
Kina Kina ℥ß.
Mêlez le tout réduit en poudre, avec s. q. de syrop de Nerprun, pour former une masse, dont on prendra depuis Gr. xx, jusqu'à Gr. xxx.

Pilules incisives.

* ℞. Racine d'Arum pulvérisé Gr. x.
Poudre de Scille Gr. viij.
Kermès minéral } $\overline{aa}$ Gr. vj.
Poudre d'Ipécacuanha }
Gomme ammoniaque ʒj.
Syrop d'Erysimum q. s.
La dose est de Gr. vj, deux ou trois fois par jour.

Des Opiats.

Les Opiats sont des mêlanges des différentes substances médicamenteuses, sous une forme moins solide que les bols, & qu'on prépare en plus grande quantité, comme à la dose de ℥iv ou ℥viij, pour plusieurs prises.

Opiat apéritif & purgatif.

℞. Safran de Mars apéritif ℥ß.
Séné pulvérisé ʒij.
Rhubarbe pulvérisée ʒj.
Sel de Glauber ʒij.
Racine de Jalap ʒj.
Hirca piera ℈j.
Gomme ammoniaque ʒjß.
Incorporez avec s. q. de miel commun : la dose est de ℥jß.

Opiat fébrifuge purgatif.

℞. Kina pulvérisé ℥j.
Racine de Gentiane }
Sommités de petite Centaurée } āā ʒj.
Germandrée }
Aloès }
Jalap } āā ʒjß.
Safran de Mars apéritif }
Sel de Glauber ℥ß.
Incorporez avec s. q. de syrop mercurial.
On en prendra ʒß, quatre fois par jour.

Opiat vermifuge & purgatif.

℞. Confection Hameck ℥ß.
Mercure doux ℈ij.
Coralline préparée Gr. lx.
Incorporez avec s. q. de sirop de Nerprun.
La dose est de ʒj.

Opiat contre le Ver solitaire.

℞. Aloès Soccotrin } āā ℥ß.
Assa fœtida }
Huile essentielle de Romarin ʒj.

Conſerve d'Abſynthe ℥ij.
Racine de Jalap en poudre ʒij
Faites un Opiat avec ſ. q. de ſirop de Nerprun.

La doſe eſt de ʒj, le matin & le ſoir, en buvant par-deſſus, pendant dix jours, ſix onces d'une décoction de racines de fougère mâle, & en prenant le onzième jour, le bol ſuivant.

℞. Gomme gutte Gr. xij.
Semence de Coloquinte n.° ij.
Huile eſſentielle de Tanéſie gutt. iij.

Faites avec ſ. q. de ſyrop d'Abſynthe, deux bols pour une doſe, en buvant par-deſſus un verre de décoction de fougère.

Opiat ſtomachique.

℞. Conſerve d'Aunée ⎫
——— d'Abſynthe ⎭ $\overline{aa}$ ʒvj.
Extrait de Gentiane ʒj.
Sel d'Abſynthe ⎫
Canelle ⎭ $\overline{aa}$ ʒj.
Syrop d'Abſynthe q. ſ. la doſe ʒj.

Opiat inciſif.

℞. Fleurs de ſoufre ℥iv.
Iris de Florence ℥j
Succin ℥ß.
Myrrhe ⎫
Benjoin ⎭ $\overline{aa}$ ʒj.
Oximel ſcillitique, ſ. q. la doſe eſt de ʒj ſoir & matin.

On peut ajouter à chaque doſe Gr. ß. de Kermès minéral.

Opiat aſtringent.

* Conſerve de Roſes rouges ℥j.
Corail préparé ⎫
Sang - Dragon ⎭ $\overline{aa}$ ʒj.

Cachou pulvérifé ʒß.

Syrop de Coing, q. f. la dofe eft de ʒß, trois ou quatre fois par jour.

Opiat purgatif dans la gonorrhée.

℞. Térébenthine de Venife } *āā* ℥ij.
Pulpe de Caffe }
Crême de Tartre ℥ß.

Mêlez le tout, la dofe eft de ʒj, trois ou quatre fois par jour.

Opiat favonneux kalibé.

* ℞. Extrait de Camomille }
——— de Mélilot } *āā* ʒij.
——— de Gentiane }
Æthiops martial ʒj.
Savon médicinal ℥j.
Extrait de Genièvre q. f.

A prendre ʒß, trois ou quatre fois par jour.

Des Gargarifmes.

Ces remèdes font des décoctions de plantes, dont on fe fert pour la bouche & l'arrière-bouche dans leurs maladies.

Gargarifme ordinaire.

℞. Orge perlé } *āā* ℥j.
Racine de Guimauve }

Faites bouillir doucement dans l'eau ℔ijß, réduites à ℔ij.

Ajoutez à la colature fyrop de Mûres ℥jß.

Gargarifme adouciffant.

℞. Figues graffes n.° vj.

Faites cuire dans eau commune & lait récent *āā* ℥x, pendant un quart-d'heure.

Gargarifme déterfif.

℞. Orge entier ℥j.

Faites cuire dans eau commune ℔jß.
Sur la fin de l'ébullition, ajoutez

Feuilles de Ronces } $\bar{a}\bar{a}$ Mj.
——— d'Aigremoine

Et à la colature, Miel rosat ℥ß.
Esprit de Vitriol, jusqu'à une agréable acidité, ou gutt. xxx.

Gargarisme pour les ulcères de la bouche.

* ℞. Orge entier ℥ß.
Roses rouges ʒiij.
Feuilles de Ronces } $\bar{a}\bar{a}$ ʒij.
Écorces d'Orme récentes
Faites bouillir dans eau commune ℔ijß réduites à ℔ij.
Ajoutez à la colature, Alun de roche ʒj.
Miel blanc ʒj.
Teinture de Cachou } $\bar{a}\bar{a}$ gutt. xxx.
Esprit de Vitriol

Gargarisme anti-scorbutique.

* ℞. ℔ij De la décoction faite pour le gargarisme précédent.
Versez-là bouillante sur Cochléaria frais Mij.
Cresson Mj.
Sel ammoniac ʒß.
Coulez avec expression la liqueur refroidie.
Ajoutez Eau-de-Vie camphrée ℥ij.
Esprit de Cochléaria ℥ß.

Gargarisme astringent.

℞. Feuilles de Plantain Mß.
Fleurs de Roses rouges } $\bar{a}\bar{a}$ Mij.
——— de Grenades
Fruits de Sumach ʒiij.
Faites bouillir légèrement dans eau commune ℔ijß réduites à ℔ij.

Ajoutez Eau de Rabel gutt. xl.
Syrop de Grenades ℥jß.

Des Collyres.

Cette eſpèce de remède eſt conſacré aux maladies des yeux, & elle eſt composée de liqueurs diſtillées, ou de décoctions, dans leſquelles on fait fondre, ou on mêle diverſes autres ſubſtances des trois règnes.

Collyre tempérant.

℞. Eau de frai de Grenouilles diſtillée } $\overline{aa}$ ℥iij.
—— de Morelle diſtillée }

Mêlez-y un blanc d'œuf; battez le tout, & ajoutez Sel de Saturne, Gr. xij.

Collyre réſolutif.

* ℞. Eau de Fenouil } $\overline{aa}$ ℥iij.
—— de Rhue, diſtillées }
Iris en poudre ℈j.
Camphre } $\overline{aa}$ gr. viij.
Safran oriental }
Eſprit de Vin ʒj
Sucre candi ℈j.

Collyre aſtringent.

℞. Eau diſtillée de Roſes rouges } $\overline{aa}$ ℥vj.
—— de Plantain }
Tuthie préparée ʒj
Vitriol blanc ou Couperoſe Gr. x.
Alun crud, Gr. vj.

Des Lavemens.

Lavement ſimple.

℞. Eau commune ou décoction d'une poignée de Son, ou d'une once de Graine de Lin, ℔j.

Lavement émollient.

℞. Herbes émollientes Mj.
Faites bouillir dans ℔ß, d'eau réduites à ℔j.
Ajoutez à la colature
Miel commun ℥ij.
Huile d'Olives ℥iij.

Lavement émollient purgatif.

℞. Herbes émollientes Mj.
Faites bouillir comme ci-dessus.
Délayez dans cette décoction
Miel mercurial ℥iij ou ℥iv.
Ou Lénitif ℥j.
Ou pulpe de Casse ℥ij.
Ou Casse en bâtons concassée avec les pepins, jusqu'à ℥viij.

Lavement purgatif.

℞. Feuilles de Séné ℥iij.
Herbes émollientes Mß.
Faites bouillir avec s. q. d'eau
Ajoutez Diaphénic ℥j.

Lavement purgatif fort.

℞. Séné ℥ß.
Pulpe de Coloquinte enfermée dans un nouet ʒß.
Faites bouillir dans eau commune ℔j℥iv réduites à ℔j.
Ajoutez à la colature
Vin émétique trouble ℥iij ou ℥iv.
Et s'il y a colique des Peintres,
Huile de noix ℥iij.

Lavement de Tabac.

℞. Feuilles de Tabac sèches ℥j.
Faites bouillir dans eau commune ℔jß réduites ℔ j.
Exprimez fortement.

Lavement

Lavement anodin.

℞. Graine de Lin dans un nouet ℥j.
Faites bouillir dans ℔jß d'eau, réduite à ℔j.
Ajoutez
Huile d'Amandes douces ℥ij.
Philonium Romanum ʒj.
Ou Diaſcordium, ou Thériaque ʒij.

℞. Lait écrêmé tiède ℔j.
Ajoutez
Jaunes d'œufs n.° ij.
Syrop Diacode ℥j.

Lavement aſtringent.

℞. Eſpèces aſtringentes ℥j.
Verſez deſſus eau bouillante ℔j.
Laiſſez infuſer;
Ajoutez à la liqueur tiède
Diaſcordium ℥ß.

Lavement carminatif.

℞. Eſpèces carminatives ℥j.
Verſez comme ci-deſſus, ℔j d'eau bouillante;
Ajoutez
Huile de baies de Laurier, exprimée, ℥j ou ℥ij.
Philonium Romanum ʒj.

Lavement anti-néphrétique.

℞. Racines de Guimauve sèches ℥ß.
Feuilles de Guimauve }
——— de Mauve } $\bar{a}\bar{a}$ Mß.
——— de Pariétaire }
Graine de Lin dans un nouet ʒij.
Faites bouillir dans ℔jß d'eau commune réduite à ℔j.

Ajoutez Térébenthine dissoute dans un jaune d'œuf ℥j.
Huile de Noix ℥ij.

Lavement vermifuge.

* ℞. Racines de Fougère mâle ℥ß.
Faites bouillir comme ci-dessus,
Ajoutez sur la fin de l'ébullition
Feuilles & fleurs d'Absynthe ⎫
——— de Tanésie ⎬ *ãã* pug. ij.
——— de Marrhube ⎭
Faites dissoudre dans cette décoction
Huile de Millepertuis ℥iij.
Et, suivant le besoin,
Hiera piera ℈ß ou ℈j.

Lavement fébrifuge.

℞. Têtes de Pavot ʒij.
Écorce du Pérou grossièrement pulvérisée ℥ß ou ℥j.
Faites bouillir dans ℔jß d'eau commune réduite à ℔j.

Des Cataplasmes.

Cataplasme émollient.

℞. Racines de Lys blanc & de Guimauve *ãã* ℥ij.
Feuilles de Mauve ⎫
——— de Guimauve ⎬ *ãã* Mj.
——— de Branche-ursine ⎪
——— de Mercuriale ⎭
Faites bouillir dans s. q. d'eau, jusqu'à ce que le tout soit réduit en une espèce de pâte.
Pilez & passez par un tamis.
Tout le monde connoît le Cataplasme de Mie de pain.

Cataplasme maturatif.

℞ Racines d'Oignons cuits sous les cendres } āā ℥iij.
—— de Lys blanc
Feuilles d'Oseille Miv.
Faites cuire doucement avec eau s. q.
Pilez ensuite & mêlez exactement avec
Miel commun. } āā ℥iij.
Graisse de Porc
Ajoutez vieux levain } āā ʒij.
Onguent Basilicum

Cataplasme résolutif.

℞. Feuilles de Scordium, d'Absynthe & de Romarin āā Mj.
Fleurs de Camomille } āā pug. ij.
—— de Sureau
—— de Mélilot
Semences de Fenugrec } āā ℥j.
—— d'Aneth
—— de Cumin ℥ß.

Faites bouillir jusqu'à consistance de pâte, dans s. q. d'Oxymel simple.

Ajoutez à la Pulpe passée par un tamis,
Farines d'Orobes & de Fèves āā ℥ij.
Ajoutez à la décoction de ce cataplasme
Camphre dissous dans l'Esprit-de-vin ʒj.

Ce Cataplasme est trop composé; on peut y substituer le suivant.

℞. Quatre farines résolutives ℔j.
Faites cuire dans s. q. de vin rouge.
Ajoutez Camphre dissous ʒj.

Cataplasme pour les yeux.

℞. Pulpe de pomme molle rapée ou cuite s. q.
Lait s. q.
Faites cuire en consistance de Cataplasme,
En ajoutant poudre de Safran oriental ʒß.

Cataplasme pour l'Esquinancie.

℞. Quatre farines résolutives ℥iv.
Farine de Graine de lin ℥ß.
Vinaigre de Sureau ℥j.
Huile de Lin s. q.

Des Injections.

Injection vulnéraire.

℞. Espèces vulnéraires ℥ß.
Versez dessus eau bouillante ℔jß, laissez infuser, & mêlez
Miel rosat ℥ij.

Injection astringente.

℞. Décoction de Plantain ℔ß.
Miel rosat ℥j.
Pierre médicamenteuse ʒß.

Injection détersive.

* ℞. Racines d'Aristoloche ronde concassées ℥j.
Faites bouillir avec
Feuilles d'Aigremoine Mj, dans ℔jß d'eau réduite à ℔j.
Ajoutez suivant le besoin
Teinture de Myrrhe, d'Oliban & d'Aloès āā ʒj.

Des Fomentations ou Lotions ou Embrocations, &c.

Linimens.

Les fomentations se font avec des liqueurs dans lesquelles on trempe des linges qu'on exprime ſur la partie malade ; les linimens, avec des corps gras, huileux ou ſpiritueux, avec leſquels on frotte la partie malade.

Fomentation émolliente.

℞. Feuilles de Guimauve
——— de Bouillon blanc
——— de Mercuriale
——— de Pariétaire
} $\bar{a}\bar{a}$ Mj. l'une pour toutes.

Racines de Guimauve & de Lys blanc $\bar{a}\bar{a}$ ℥j.

Faites bouillir dans ℔x ou xij d'eau, juſqu'à conſomption d'un tiers.

Fomentation réſolutive.

℞. Fomentation émolliente ℔viij.
Faites bouillir avec
Semences de Fenugrec
——— de Cumin, baies de Laurier $\bar{a}\bar{a}$ ℥j.
Fleurs de Sureau, de Mélilot,
——— de Camomille $\bar{a}\bar{a}$ Mß.
} l'une pour toutes.

Juſqu'à conſomption d'un tiers.
Ajoutez ſur chaque livre, eau-de-vie ℥vj.

Fomentation aſtringente.

* ℞. Sumach
Roſes rouges
} $\bar{a}\bar{a}$ Mj.

Écorces de Grenades
Balauſtes
Racines de Biſtorte
——— de Tormentille.
} $\bar{a}\bar{a}$ ℥jß.

Vin rouge ℔vj, réduites à ℔iv.

On peut charger ce remède, les précédens & les ſuivans, d'une moindre quantité de drogues, en augmentant la doſe de celles qui reſtent.

Fomentation aromatique.

℞. Sommités de Lavande	
——— d'Origan	
——— de Marjolaine	
——— de Menthe	$\overline{aa}$ Mß, ou l'une pour toutes.
——— de Romarin	
——— d'Hyſope	
——— d'Abſynthe	

Faites cuire dans ℔vj de vin rouge, réduites à ℔iv.

Fomentation contre la Gangrène.

* ℞. Kina groſſièrement pulvériſé ℥j.

Faites bouillir dans deux livres d'eau, pendant ſept à huit minutes.

Ajoutez Eſprit de ſel ℥j

Eſprit-de-vin camphré ℥ij.

Liniment anodin.

℞. Onguent Populeum ℥j.

Huile d'Olives	$\overline{aa}$ ʒß.
Baume tranquille	

Teinture anodine gutt. xv.

Liniment contre les douleurs de Rhumatiſme.

℞. Huile de Noix-muſcade	$\overline{aa}$ ℥j.
Baume tranquille	

Camphre diſſous dans ſ. q. d'Eſprit-de-vin ʒj.

Eſprit volatil de Sel ammoniac	$\overline{aa}$ ʒj.
Huile de Térébenthine	

Des Suppoſitoires.

Les Suppoſitoires ſont des compoſitions d'une conſiſtance molle ou ſolide, qu'on introduit dans l'anus, ſuivant le beſoin.

Suppositoire anodin.

℞. Opium, Safran, Castoreum $\overline{aa}$ Gr. vj.

Faites, avec du miel commun cuit, un suppositoire, à retirer après demi-heure de l'application.

Suppositoire astringent.

* ℞. Mastic } $\overline{aa}$ ℈j.
Sang - Dragon }
Poudre de semence de Sumach ℈ß.
Faites avec q. s. de Miel cuit, un Suppositoire.

Suppositoire adoucissant.

℞, Beurre de Cacao, s. q. formé en Suppositoire.

Suppositoire irritant, pour exciter la garde-robe.

℞. Savon de Venise s. q. taillé en suppositoire, à retirer dès que la douleur est vive.

Suppositoire vermifuge.

℞. Suc d'Absynthe épaissi par la coction ℈ij.
Myrrhe } $\overline{aa}$ ℈ß.
Aloès }
Miel cuit s. q.

Des Fumigations.

Fumigation contre la chute de l'anus.

℞. Encens, Succin, écorces de Grenades $\overline{aa}$ ʒß.

Faites de leur mélange une poudre grossière, dont le malade recevra la fumée par une chaise percée.

Fumigation mercurielle.

℞. Cinnabre factice ℥ß.

Jetez à plusieurs reprises cette dose sur des charbons ardens, pour en faire recevoir la vapeur par une chaise percée, le malade étant bien couvert, & ayant la tête à l'abri de cette vapeur.

Fumigation résolutive.

℞. Mastic & Succin pulvérisés $\overline{aa}$ ℥ß.

Jetez sur des charbons ardens, pour en faire recevoir la vapeur trois ou quatre fois par jour à la partie malade.

Fumigation contre la corruption de l'air.

℞. Baies de Genièvre Mß.

Jetez sur un réchaud rempli de braise allumée, pour parcourir la salle, ou ℞. vinaigre q. s. mettez bouillir dans une phiole de verre sans bouchon, sur un réchaud.

Des Sternutatoires ou Ptarmiques.

Poudre sternutatoire.

℞. Racines d'Iris de Florence ʒj.
Feuilles de Bétoine ℈ij.

Réduisez en poudre, pour servir en guise de tabac.

Autre.

℞. Semences de moutarde
Feuilles de marjolaine } $\overline{aa}$ ʒß.

℞. Suc de Bétoine
——— de Marjolaine } $\overline{aa}$ parties égales.

A retirer par le nez.

Des Sinapismes & Pédiluves.

On emploie la moutarde comme sinapisme, en l'appliquant sur une partie où l'on veut attirer de la rougeur, ayant soin de ne la laisser que le temps nécessaire pour produire cet effet. En voici d'autres.

Sinapisme.

* ℞. Mie-pain blanc ℥ij.
Poudre de semences de Moutarde ℥j.

Huile

Huile de Gérofle gutt. xxx.
Vinaigre ℥iij.
Miel ℥iv.

Autre.

℞. Vieux Levain aigri, Savon noir $\overline{\overline{aa}}$ ℥ij.
Pierre à cautère ʒß.
Vinaigre ℥ij : pour la plante des pieds.

Pédiluve pour la Goutte.

* ℞. Semences de Staphysaigre
—— de Cévadille
—— de Moutarde } $\overline{\overline{aa}}$ ʒij.
Faites bouillir dans ℔viij d'eau
Ajoutez Esprit de sel ℥jß.

Pédiluve aromatique.

℞. Feuilles de Sauge
—— de Romarin } $\overline{\overline{aa}}$ Mij.
Faites bouillir dans ℔ix d'eau réduites à ℔viij.

Des Syalagogues ou Remèdes propres à provoquer le flux de la salive.

Nouet syalagogue.

℞. Gérofle & Gingembre $\overline{\overline{aa}}$ ℈j.
Pyrèthre ʒß.
Enfermez dans un nouet pour mâcher.

Boule syalagogue.

℞. Pyrèthre
Semences de Moutarde
—— de Staphysaigre } $\overline{\overline{aa}}$ ʒj en poudre.

M

Cire jaune, f. q. pour former une boule, à rouler dans la bouche.

Des Onguens.

Onguent contre la Galle.

* ℞. Axonge préparée ℔j.
Fleurs de Soufre ℥iv.
Mêlez exactement.

Onguent pour la Brûlure.

* ℞. Huile de Lin } āā ℥iv.
——— de Sureau }
Faites fondre ensemble.
Ajoutez vinaigre de Saturne ℥j.
Camphre ʒij.

Des Bougies.

Bougies dessicatives.

* ℞. Cire jaune ℔ij.
Extrait de Saturne, depuis ℥j, jusqu'à ℥iij, suivant la force qu'on veut donner aux bougies; quand la liqueur est fondue, on y plonge les linges pour faire les bougies.

Bougies vulnéraires résolutives.

* ℞. Emplâtre de Nuremberg f. q.
Quand il est liquide, on y plonge les linges, pour en faire des bougies.

FIN.

www.ingramcontent.com/pod-product-compliance
Ingram Content Group UK Ltd.
Pitfield, Milton Keynes, MK11 3LW, UK
UKHW021116260726
13994UKWH00002B/911

9 782329 106342